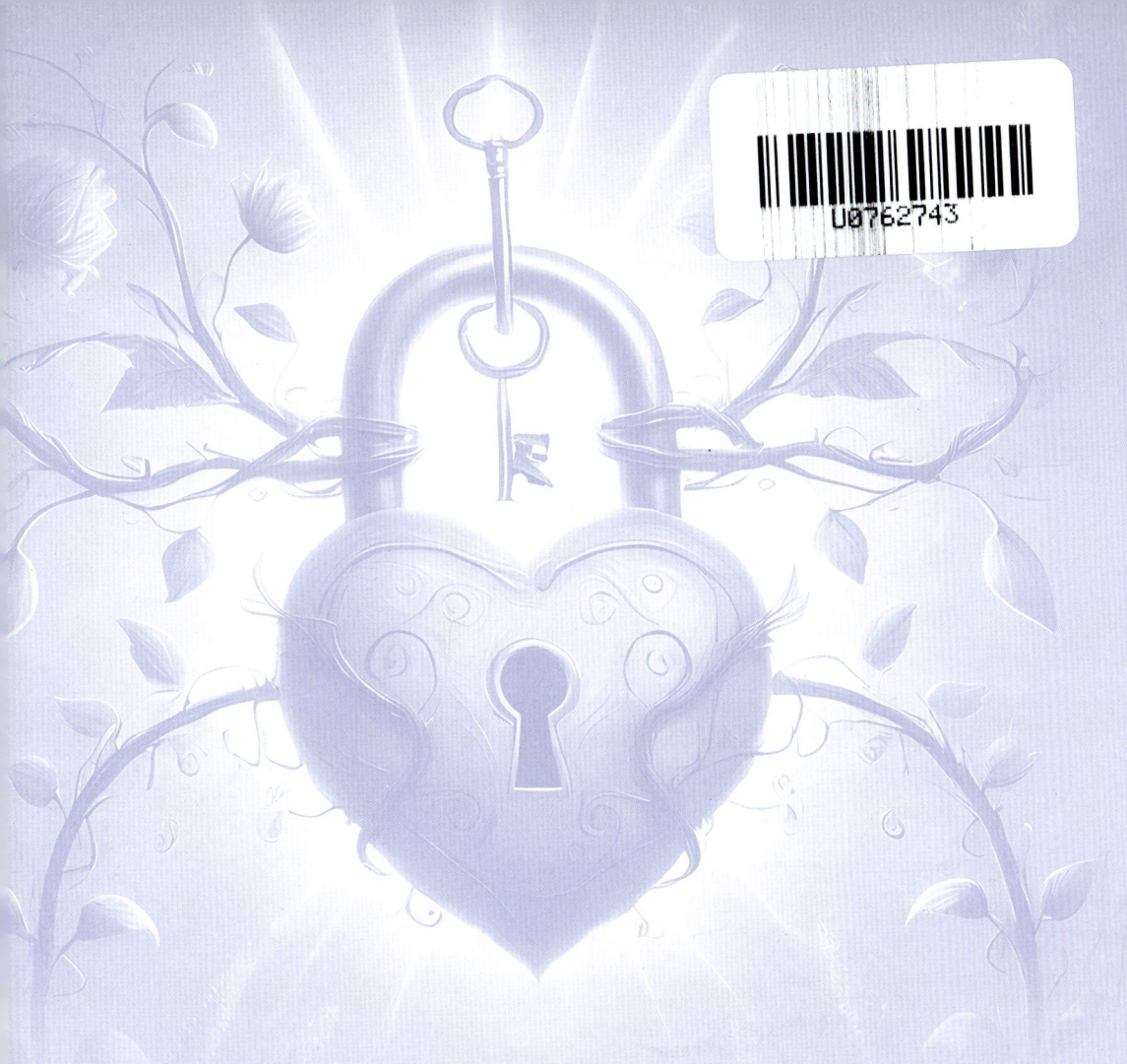

愈乳密码
乳房的真相与故事

汪洁 主编

上海科学技术出版社

图书在版编目（CIP）数据

愈乳密码 : 乳房的真相与故事 / 汪洁主编.
上海 : 上海科学技术出版社, 2025. 1. -- ISBN 978-7
-5478-6901-7
Ⅰ. R655.8
中国国家版本馆CIP数据核字第2024814WS5号

本书出版由上海市卫生健康委员会"健康科普专项计划"
科普项目（JKKPZX-2023-A26）资助。

愈乳密码——乳房的真相与故事
汪洁　主编

上海世纪出版（集团）有限公司
上海科学技术出版社　出版、发行
（上海市闵行区号景路 159 弄 A 座 9F-10F）
邮政编码 201101　www.sstp.cn
上海光扬印务有限公司印刷
开本 787×1092　1/16　印张 13.25
字数：200 千字
2025 年 1 月第 1 版　2025 年 1 月第 1 次印刷
ISBN 978-7-5478-6901-7/R·3145
定价：68.00 元

本书如有缺页、错装或坏损等严重质量问题，
请向承印厂联系调换

内容提要

本书以乳腺疾病作为主体，以人文精神为先导，写作关于乳腺疾病和乳腺癌的病因、病理、诊断、外科手术、多学科综合诊治的选择，以及患者术前和术后生理与心理的康复等科普内容，兼具科学性、艺术性和知识性。本着"规范诊治、合理调整、人文关怀"的目的，将外科临床医学及胸部健康知识，由浅入深地表述，讲诊断先道因，讲治疗先疗心，有数据、有论证、浅显易懂、生动全面，在教导女性如何辨识乳腺疾病和乳腺癌的同时，消除她们面对胸部问题的惊慌和恐惧，给予她们精神支持、理解和帮助。

这是一本因"愈"出发，以"诚"而行，秉承"医术，心术，共艺术"理念而创作的科普作品，体现医者对医学科学的诚真态度，对待患者的诚善、诚厚，为人处世的诚心、诚恳，以及一种人文为先的科普情怀。本书希望为女性、乳腺疾病和乳腺癌患者及其家人和朋友给予帮助和鼓舞，达到"让乳房康复，使患者痊愈"的目的。

编委会名单

主 编

汪 洁

*

编 委

(按姓氏拼音首字母排序)

陈 曼　陈 倩　陈莉莉　陈丽萍　顾燕华　顾懿帆　胡群超
胡月梅　李成州　闵庆华　丘 瑾　邱 夏　唐 蕾　田宝星
王 奕　吴梦蝶　殷 凯　张剑军　赵 吉　庄玉莲

*

插 图

宋慧琦　王 璨

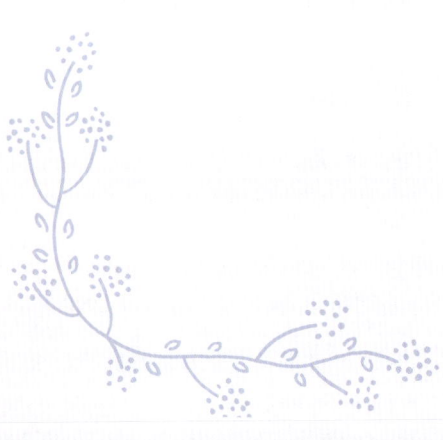

前 言

说到女性,必说到胸部;研究女性,就会研究乳房;描写女性,就会写到胸部;而赞美女性的伟大,就要赞美乳房的伟大。多米尼克·格罗斯医生说:"从心理学上来讲,女性就等同于乳房,乳房是女性自恋和性爱的象征性实体,也是女性与他人交往和文化内涵的标志。"

生命、疾病、治疗、康复、重塑美丽人生是医学人文研究中的重要概念。作为一名乳腺外科医生,当被称为"生命之乳"的女性胸部遭受疾病的纠缠和困扰时,关爱乳房就是职责;当原本愉悦迷人的胸部布满荆棘、险象环生时,拯救乳房就是使命。多年的行医经历,乳房的世界里处处有风景和真情。与女性接触,与乳房相处,常常心生悲欢和敬畏。女性的乳房俨然成为一种象征、一种精神,是母性的,是博爱的,是人类社会进步和发展源源不绝的泉。保护乳房,赞美生命,尊重女性,源自初心。

这是继《女性,挺起你的胸:乳腺外科医生手记》《生命之乳:乳腺癌诊治康复要略》之后,又一部关于乳腺疾病和乳腺癌全程管理的科普与人文的结合之作。本书旨为分享胸部之事,助力踏上希望之旅;让更多女性深入了解自己的胸部、心理和意志,从容面对胸部问题与人生挑战,保持更积极乐观的态度;提高女性对自身健康的关注和相关乳腺疾病知识的了解;更有效地预防并及时诊治乳腺疾病和乳腺癌。

夏天的花园，一滴钟情于关爱的水花，

落下，清唱着原始完美的旋律，

在音符里，翻到后记，最初乳状的意识，

牵起几行浸透生死的书写，

书写"愈乳密码"。

*

"愈乳密码"，

在潮意湿润的日子宁静地开启，

黎明迷雾的山峰沉思，

暮色如水的湖面忧郁，

一个个渴望的阴影，赴火焰之后而生，

一个个虚弱的肌体，横躺在斜阳的死寂里。

*

"愈乳于诚"

在清晨燃起有奶香的炊烟，

在黑夜点亮笑中带泪的玫瑰，

"乳"的书写，

似溪流泉涌，充满又蓝又暖的魅力，

是一件飞舞生辉的事，

是一场有悲喜情节演出的戏。

*

"愈乳于诚"

重温"生命之乳"，分明就是一盏愈汝之灯，

闪耀的光芒与跳动的音符，

撞击出最真诚的形象，

再现人生。

拯救乳房，珍爱生命，这样的旅程犹如一首唯美婉转、可歌可泣的诗歌。中国女性的一生中，有5%的概率罹患乳腺癌，更多的女性患有乳腺结节、乳腺炎性病变、乳腺纤维囊性变等良性乳腺疾病，为迁延至乳腺癌埋下隐患。作家西西说："当世的女子，一旦罹患乳腺癌远比失爱更令人伤心，失爱只是个人的不幸，而乳腺癌则截断了生命的延续。"可见由乳腺良性疾病和乳腺癌所导致的乳房之痛已不再是单纯的医学问题，而是危害女性身心健康的社会问题。

感受到乳腺器官对女性的生理和心理的重要性，愿怀科普和人文精神，书写多年来乳腺外科临床工作的经验和罹患乳腺疾病女性的故事，并将乳房、病痛、生死，乳腺病变如何影响当代女性的人文思考融入其中，深入浅出地分享、传授和科普，达到拯救乳房的目的。

献给女性、献给生命、献给乳房，永远是爱和希望。

汪洁
2024.10

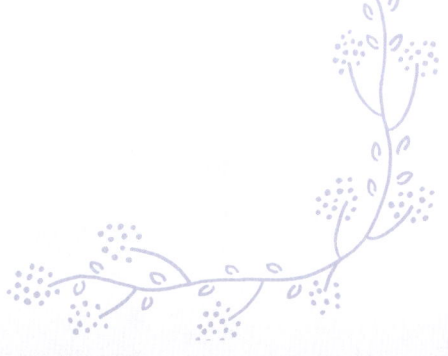

目 录

愈乳·知悉

003 **生命之乳**
乳房的生理解剖和生命周期

006 **早查无忧**
乳腺疾病重在筛查和预防

009 **四大金刚**
漫话常见的乳腺健康隐患

012 **如影相随**
乳腺疾病诊断常用的影像学检查手段

015 **小小钙化**
解读乳腺X线影像中的钙化灶

018 **点点滴滴**
重视乳头溢液和乳头病变

021 **乳房保养**
重在科学养护和心理平衡

024 **微创无痕**
真空辅助乳腺微创旋切活检技术

026 **须眉须知**
乳腺疾病并非女性的专利

029 **巨细靡遗**
少见并容易误诊的乳腺疾病

032 **小疡顽痼**
乳腺炎与炎性乳腺癌

035 **孰早孰晚**
认识乳腺癌前病变、乳腺原位癌与乳腺浸润性癌

038 **精准诊治**
乳腺癌相关肿瘤标志物与基因检测的意义

041 **分期分型**
不同类型乳腺癌精准治疗基石

044 **一路见证**
HER2阳性乳腺癌综合治疗溯源与进展

047 **少即是多**
乳腺癌外科治疗之路

050 **根治为先**
乳腺癌多种外科手术治疗的个体选择

- 053 整形之策
  改善外形和功能的乳房整形手术

- 056 前路漫漫
  乳腺癌术后乳房缺失与重建现状

- 059 中西合璧
  中西医结合共治乳腺癌

- 062 时空错位
  乳腺癌的异质性及新挑战

- 065 带癌生存
  乳腺癌复发和中晚期患者的必修课

- 068 深藏不露
  隐匿的乳腺癌副肿瘤综合征

- 071 消肿止损
  乳腺癌治疗相关上肢功能损伤的综合防治

- 074 生命之港
  完全植入式静脉输液港的应用与维护

- 076 妇乳之间
  乳腺癌治疗中伴随的妇科问题

- 079 幸福生活
  乳腺癌患者卵巢功能保护与性生活维护

- 082 食疗有方
  合理膳食助乳腺癌患者康复

- 085 身心兼顾
  乳腺癌患者的心理康复和人文关怀

- 088 全程管理
  乳腺癌术后随访管理和人文科普

愈乳 · 于诚

- 093 只要生命活着
  悲伤忧郁诱发乳腺癌

- 096 藏在黑白底片里的悲喜
  乳腺肿瘤影像诊断的超能力

- 100 癌是什么颜色的
  查变观色的肿瘤病理诊断

- 103 在黑云笼罩下
  家族遗传性乳腺癌基因突变的认识

- 106 迎春和望秋
  女性性格与乳腺癌基因突变之议

- 109 生死预断
  乳腺癌预后的科学研究

- 112 亲爱的，请耐心等待
  病理诊断助乳腺肿瘤手术选择

- 115 站在人生的风口上
  "前哨淋巴结"活检的重要作用

- 119 切缘疑云
  保乳手术切缘的重要性

- 123 在胸部和生命之间选择
  乳腺导管原位癌的外科诊治

- 126 口袋，只为芳华
  一种保乳加重建的乳腺外科手术

- 128 你可以拿回你的乳房
  重建乳房的生命意义

131 谁知莫名花湿色
病因复杂的乳房湿疹

134 美是需要付出代价的
小心隆胸后的乳腺癌风险

137 何度
未被延误治愈的乳腺佩吉特病

139 带烟含雨
答疑解惑乳腺黏液腺癌

141 花季雨季
罕见的乳腺恶性淋巴瘤

145 艰难的抉择
早期乳腺癌治疗决策的思考

148 与生俱来的情结
年轻乳腺癌患者的生育时机

152 云中锦书报君安
男性乳腺癌的慢病化诊治

157 愈她,一路见证
乳腺癌靶向治疗的惊人进步

160 时间煮雨
骨痛的多种可能

162 向生迎春岁有望
接受罹患癌症的命运安排

166 那是怎样的疼
不可治愈的晚期乳腺癌

169 夜深了,我还不能睡
乳疾加更年致失眠障碍

173 请给我信心
身心营养燃带癌生存者希望

176 人生很贵
临床试验贵于勇气

179 最后的一丝希望
内分泌治疗耐药和维持治疗

182 至少还有这个春天
何解耐药

185 厚厚的心结
小心内分泌治疗的不良反应

188 过敏的心
心理过敏与肿瘤免疫变态的识别

192 做一个女人
关注乳腺癌术后抑郁症

195 伤痕
应对创伤应激障碍

198 南风吹蕊
乳腺癌患者的营养支持

200 **参考文献**

201 **后记**

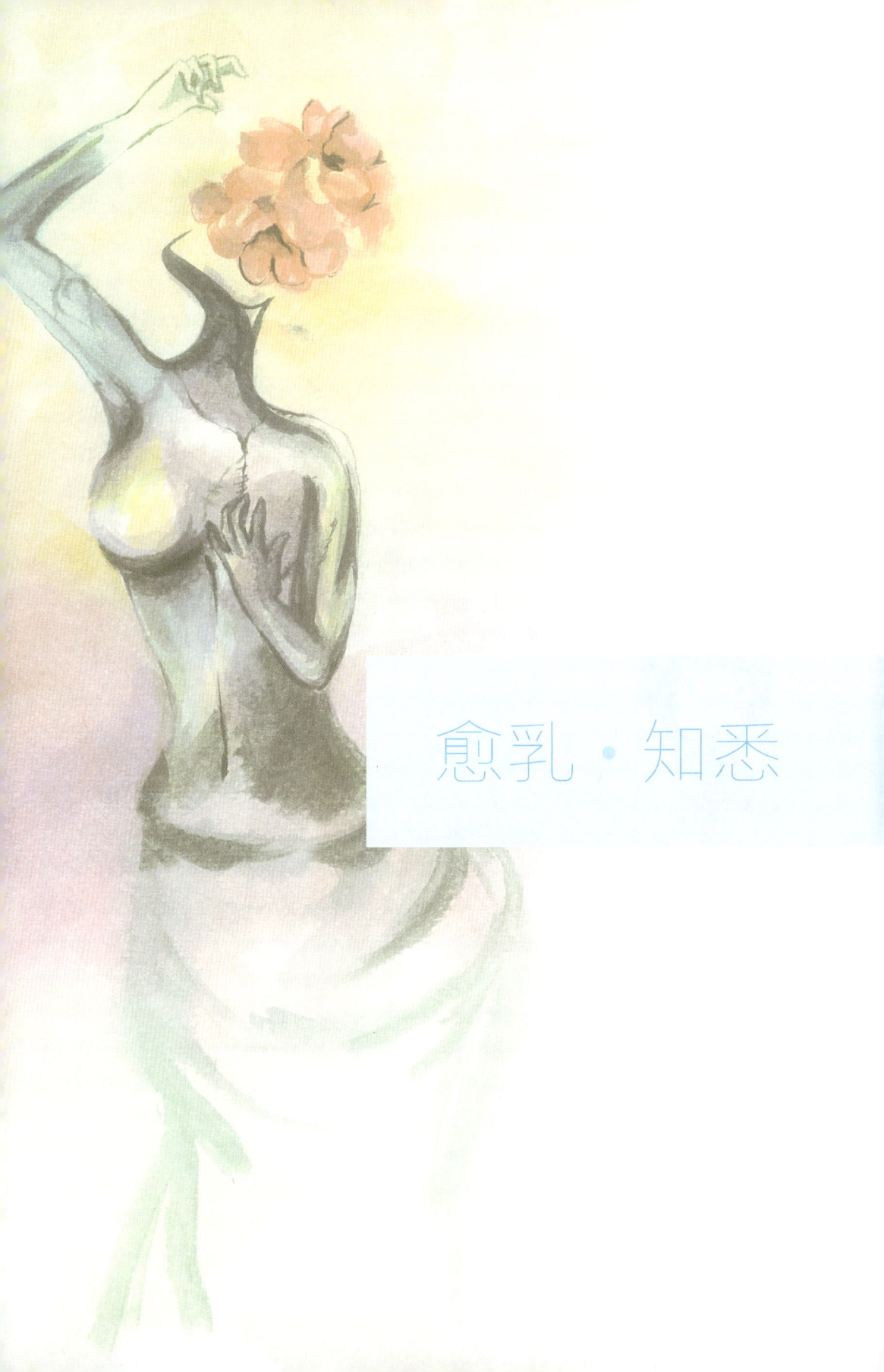

愈乳・知悉

> "之所以被称为'哺乳动物',正是因为乳房界定了我们。乳房是我们健康变化的先兆,比我们自以为的了解更重要。"
>
> ——弗洛伦斯·威廉姆斯

随着乳腺疾病和乳腺癌发病率逐年增加,它令人畏惧,女性们担心它成为致命的敌人,必须与可能发生的乳房危机和潜在的致命基因较量,也越来越改变人们对乳房的认知和思考。每位女性、每个乳腺疾病患者都应当了解自己的身体。从医学角度知悉身体的生理和病理状况,一旦出现任何问题,则较容易自我发现;而从社会文化层面,女性应认知、接受并珍爱自己的身体,关心现代生活如何改变我们的乳房和健康。

本部分针对乳腺疾病和乳腺癌领域的病因、病理、诊断、治疗、整形、预后、康复、心理关怀等方面,进行深入浅出的科普解读,传授乳腺疾病预防、诊断和治疗等相关的重点知识,涵盖乳腺医学领域的最新进展,包括乳腺疾病的选择性治疗和乳腺癌的个体化全身综合治疗,既有循证医学的理念,也有最新的精准医学的方法。

愈乳知悉,因"愈"出发!

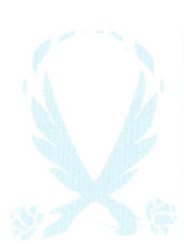

生命之乳

殷凯　汪洁

乳房的生理解剖和生命周期

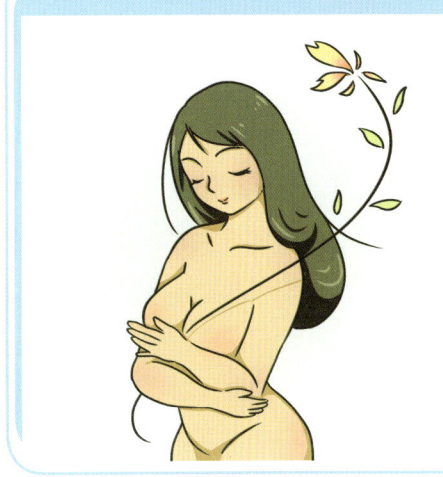

乳房是女性的性征之一，是分泌乳汁和哺育婴儿的器官，成熟而丰满的乳房是女性柔美和母爱的象征。西方有一句名言"No Breast，No Life"，乳房一直代表着生命与哺乳的亘古意义，也承载了性、疾病和死亡。

乳房的解剖结构和生理变化

乳房主要由输乳管、腺叶、腺小叶、腺泡，以及位于它们之间的间质（脂肪组织、纤维组织、血管及淋巴管等）所构成。乳房内以乳头为中心有15~20条输乳管，呈放射状分布，输乳管在近乳头处扩大形成输乳窦，输乳窦以后输乳管逐级分支为输乳管、小叶间导管和小叶终末导管。腺叶由相应输乳管及其分支引流，腺叶又分成许多腺小叶，小叶由若干腺泡构成，位于皮下脂肪的深面。皮下脂肪层内有连接腺体组织与皮肤的网状束带，称为"乳腺悬韧带"，又名"Cooper韧带"。

月经周期中乳腺的大小略有变化，妊娠和哺乳期乳腺的结构和功能有显著变化。成年女性不妊娠时乳腺无分泌活

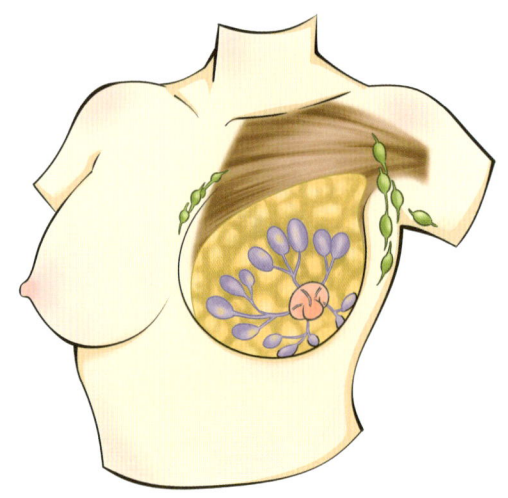

动,称"静止期乳腺";妊娠期乳腺增生,哺乳期时分泌旺盛,称"活动期乳腺"。静止期乳腺的腺组织稀少,叶和小叶区分不明显,见成群的小管散在大量致密结缔组织中,脂肪细胞较丰富;妊娠期乳腺小导管和腺泡迅速增生,腺泡增大;哺乳期乳腺结构与妊娠期乳腺相似,但腺体发育更好,腺泡腔增大,腺腔充满乳汁;断乳分泌停止后,腺组织逐渐萎缩,结缔组织和脂肪组织增多,乳腺又转入静止期;绝经后,体内雌激素及孕激素水平下降,乳腺组织萎缩退化,脂肪也减少。

乳房的发育和完整的生命周期

乳房自有其生命周期,受神经和激素的作用,经历萌芽、生长发育、成熟、衰退四个阶段,有明显的年龄和功能变化。

萌芽期 在妊娠 5 周时,胚胎的腹侧外胚层从腋下至腹股沟形成纵向 2 条"乳腺带",随后增厚成 4~6 个细胞宽的"乳脊",胸部的乳腺带会保留下来形成乳腺,少部分退化不全的人会发育成腋下或其他部位的乳腺,称为"副乳腺"。接着,乳脊形成结节样结构的上皮组织,乳头形成。大量的上皮管道向基质内生长,形成早期的主乳管。乳腺的"原始乳芽"形成。

生长发育期 青春期时,在雌激素和孕激素的刺激下,乳腺腺体增大,乳头增大,乳头乳晕颜色变深,乳房逐渐隆起,准备好进入妊娠哺乳阶段。这成为女性性成熟的特征之一。

妊娠期后期 乳腺腺泡在高水平雌激素和孕激素的刺激下成熟增大,哺乳期时,催乳素刺激腺泡进一步成熟并分泌乳汁,成熟期乳房和其分泌的乳汁真正成为哺育强健下一代的"生命之乳"。

衰退期·绝经以后,乳腺腺体衰退,乳腺小叶和乳腺导管萎缩,乳腺腺体体积变小,被脂肪组织所替代。

- 乳腺从胚胎中的初露萌芽,到青春期发育时的美丽蜕变,从妊娠哺乳期的生命涌流,到绝经后衰退萎缩,会走完半个世纪的生命周期。
- 乳腺真正完成一次发育并最终成熟的完整生命周期,对于降低乳腺癌的风险将大有裨益,对于母体本身也堪称"生命之乳"。
- "生命之乳"的精细结构、生理变化和生命周期,赋予人类生与死的使命。

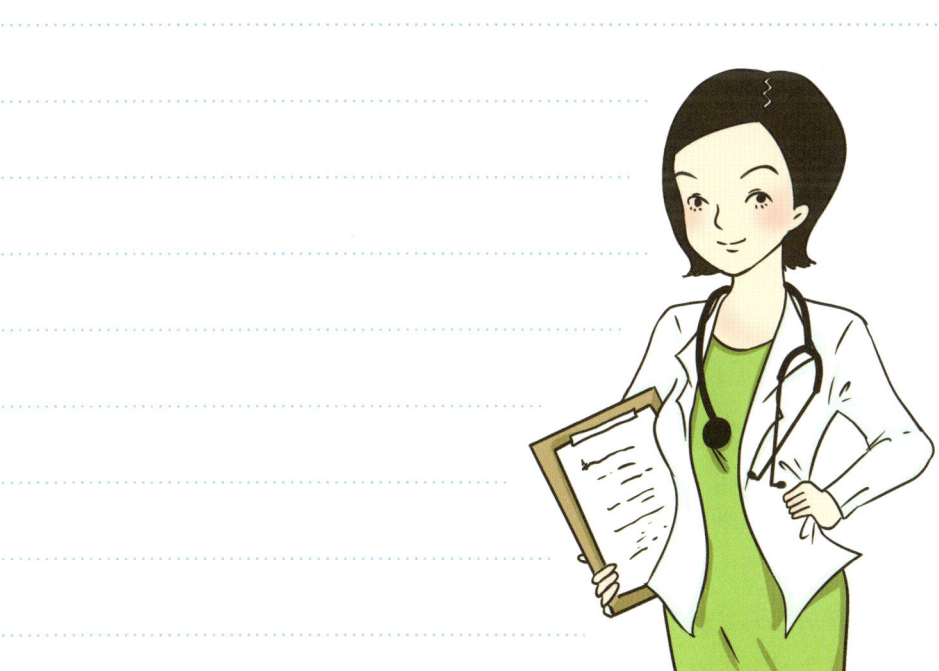

早查无忧

唐蕾　赵吉

乳腺疾病重在筛查和预防

乳房,作为女性特殊的器官,一直以来担当着哺育和延续生命的使命。现代社会节奏的加快和女性精神压力的增加,使乳房的病变日益增多,而乳腺疾病也成为当代女性的隐患,威胁着女性的健康。乳腺自查、乳腺健康筛查和乳腺疾病的预防,在女性乳腺健康中就显得尤为重要。

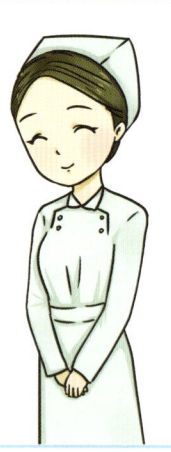

科学进行乳腺疾病筛查很有必要

常见的乳腺检查方法主要包括乳腺临床检查、乳腺彩色多普勒超声检查(简称"超声检查")、乳腺X线摄影和乳腺磁共振成像(MRI)。

乳腺临床检查·乳腺专科医师在临床触诊乳腺肿块时会有不同的感觉和经验,以此作为诊断乳腺疾病和乳腺癌的一部分。

乳腺超声检查·乳腺超声检查的优势在于,可对结节的形态、边界及结节内部的血供等做出比较准确的判断,无放射性,可根据需要做多次检查,以鉴别良恶性。

乳腺X线摄影·乳腺X线摄影的优势在于,可发现乳腺微小钙化,但有一定放射性,不宜频繁检查。此外,因检查时需将整个乳房压扁透视,若受检者乳腺腺体丰富、致密，腺体会与病变重叠，就会难以辨别。

乳腺 MRI·乳腺 MRI 可以发现和评估乳腺肿瘤的良恶性，是诊断乳腺异常和早期筛查的补充手段。

不同年龄段女性的筛查方案

20~39 岁·不建议筛查。

40~70 岁·建议每 1~2 年进行一次乳腺 X 线摄影或乳腺超声检查。

70 岁以上·建议每 2 年筛查一次。

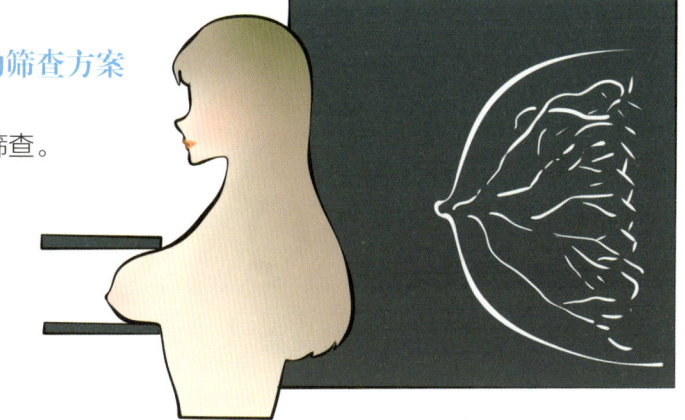

乳腺癌高风险人群

要提前进行乳腺癌筛查（小于 40 岁），每年筛查一次。若筛查结果异常，应进一步检查，增加乳腺 MRI 或乳腺正电子发射体层成像（PET）检查，明确诊断，及时治疗；若筛查结果为阴性，也应根据医生建议的筛查间隔时间，定期体检。

> 虽然筛查性乳腺超声检查和乳腺 X 线摄影的使用日益增多，但乳腺手诊与乳腺超声检查和乳腺 X 线摄影结合，仍适用于乳腺早期病变的预判，包括不典型增生、原位癌和早期乳腺癌的筛检，目前仍是金标准。

坚持每月乳腺自检

乳腺自检是发现乳腺病变的重要手段。正确的乳腺自检手法能够较早发现乳房结节、乳腺肿块及乳头皮肤病变等。建议女性每个月选择一个较固定的时间（一般可在月经结束后 3~7 天），通过"一看、二触、三卧、四挤"的方式进行自检。

一看·站在镜子前观察整个乳房的

外观，两侧乳房是否对称，大小是否相似，两侧乳头是否在同一水平线上，再观察皮肤有无皱缩、乳头是否凹陷。

二触·一侧手臂上抬，另一手的示指、中指、环指并拢，用前两个指节的指腹以顺时针按压乳腺的各个区域，从乳头开始，逐渐转圈移动，一直检查到乳房边缘，检查是否出现肿块，腋窝区域也要检查。

三卧·平躺后，将一只手臂放在头下，另一只手四指并拢，再次用指腹环形检查乳房，指尖触摸范围要覆盖整个乳房及腋下。

四挤·用拇指和示指指腹轻轻挤压乳头，观察是否有分泌物流出。

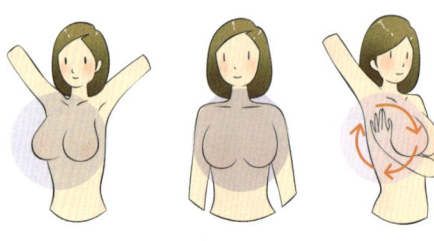
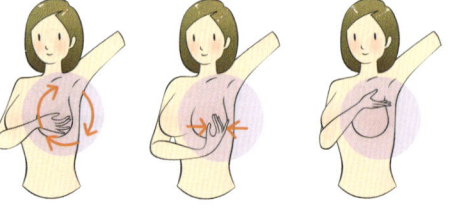

乳腺癌重在科学预防

乳腺癌的高危人群包括：有患乳腺癌的家族史、有不典型乳腺增生病史、有遗传性癌基因表达，这些人群进展至乳腺癌的风险较高。携带BRCA1/2基因的女性，除了要预防乳腺癌的发生以外，卵巢癌的发生也是要预防的，卵巢癌比乳腺癌更隐秘更可怕。

- 当今治疗癌症提倡"重在科学预防，重在早期诊断和治疗"。

- 女性一方面要培养良好的生活方式和饮食习惯，坚持体育锻炼，保持心情舒畅，不擅自使用外源性性激素，不长期过量饮酒；另一方面要学会乳腺自检，定期参与乳腺健康筛查，发现问题及时就医，真正对乳腺疾病做到无忧！

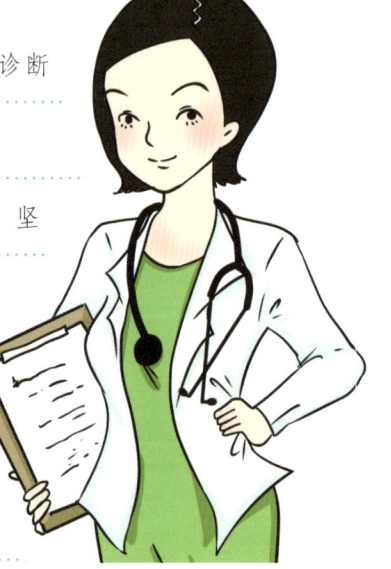

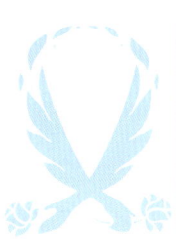

四大金刚

汪洁　陈曼

漫话常见的乳腺健康隐患

现代社会最常见的女性良性乳腺疾病，莫过于乳腺增生、乳腺结节、乳腺纤维腺瘤和乳腺囊肿，把它们比喻为上海人早餐中的"四大金刚"，即大饼（乳腺增生）、粢饭（乳腺结节）、油条（乳腺纤维腺瘤）、豆浆（乳腺囊肿），也许并不十分确切，但比较形象。

乳腺疾病中的"四大金刚"，是否在女性各个年龄段都存在？它们到底是怎么发生的？一般患者会有哪些表现？主要症状是什么？要如何诊治？与乳腺癌有关吗？

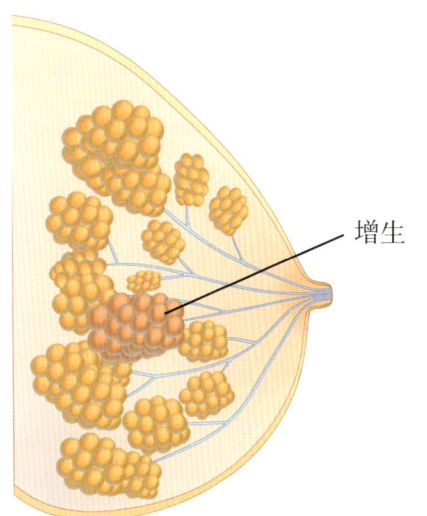

增生

一大金刚"乳腺增生"

乳腺增生表现为女性在月经来之前的乳房胀满或疼痛，严重的在走路时晃动都会感到痛；但是一旦月经来潮，这种胀痛会缓解，有的还会消失。这是激素的一种变化，是人体周期性激素波动所致的生理性的"乳腺增生"，不是病。

普通的乳腺增生和乳腺癌是两条独立的线，没有直接关系。

二大金刚"乳腺结节"

乳腺结节大多是病理性的。如果被诊断为"乳腺结节",也称为"乳腺病"。乳腺结节是一个广义的概念,可见于各种乳腺疾病,那些在乳腺超声和钼靶X线摄影上无法明确的块影,往往也被称为"增生结节",并将其按影像学诊断的良恶性可能进行分类。乳腺结节只有通过影像学或病理学检查后,才会有一个真正的临床诊断。

造成影响,可通过手术摘除;巨大的乳腺纤维腺瘤还需要与乳腺叶状肿瘤鉴别。

四大金刚"乳腺囊肿"

乳腺囊肿是在乳腺疼痛和乳腺增生基础上形成的。乳腺疼痛的出现和缓解与月经周期有关,通常称为"乳腺增生症"。当增生加重,乳腺的腺泡管腔被堵住,腺泡细胞分泌的液体无法排出,乳腺组织内便形成一个个小水泡,称为

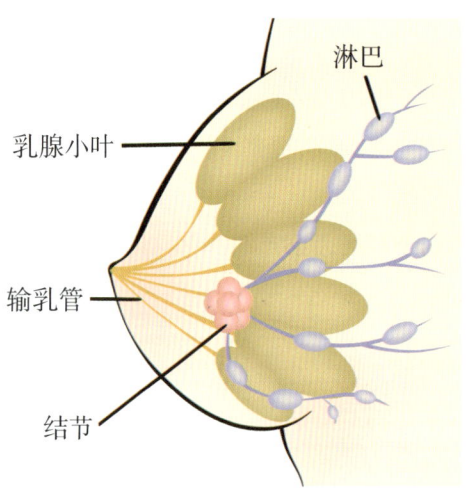

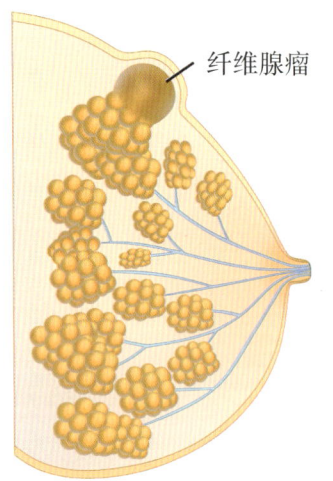

三大金刚"乳腺纤维腺瘤"

乳腺纤维腺瘤是最常见的乳腺良性肿瘤,多发于20~40岁,绝经后女性少见。这种肿瘤的发生跟女性本身基因、环境、饮食等密切相关,一般不会转化成癌,不需要立刻手术,可以定期随访;有极少数乳腺纤维腺瘤巨大,或在女性怀孕时迅速增大,对哺乳及健康可能会

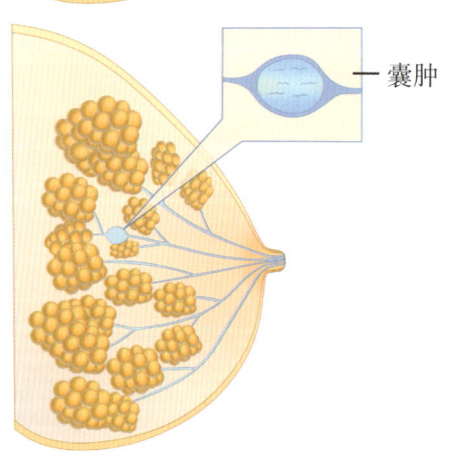

"囊肿"。乳腺比较顽固,时好时坏,常伴随疼痛,也被称为"纤维囊性乳腺病""乳腺导管上皮增生扩张症",与乳腺癌也没有直接关系。

> - 乳腺疾病中的"四大金刚"是乳腺健康的隐患,程度不同,不分年龄,与女性日常生活(生活作息、饮食及情绪)密切相关。经常熬夜、高激素饮食,或者平时有抽烟、酗酒习惯的女性,容易导致机体的内分泌紊乱,使内环境免疫系统受损,久而久之,就会出现乳腺增生、结节、囊肿和瘤变。

- "四大金刚",很难完全通过触诊加以鉴别。
- 乳腺超声、乳腺钼靶X线摄影等可帮助区分增生、结节、纤维腺瘤、囊肿。
- 轻度乳腺增生的女性会出现周期性胀痛、经前疼痛加重、经后疼痛减轻,从严格意义上来说并不是病。
- 乳腺结节、乳腺囊肿是在乳腺增生基础上形成,一般不需要手术。
- 部分患者激素水平严重失衡会出现持续性疼痛,乳腺组织严重增生,结节更趋向瘤变和纤维囊性变。
- 重度乳房增生疼痛或结节囊肿并发感染,会影响到女性日常生活和工作,可通过积极的药物调节加以控制,一般不需要手术,可在乳腺专科门诊密切随访。

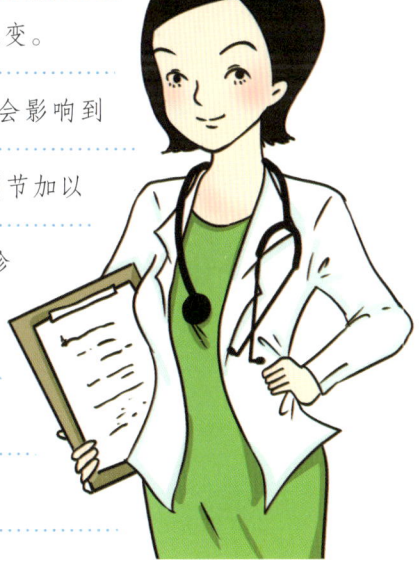

如影相随

殷凯 李成州

乳腺疾病诊断常用的影像学检查手段

随着影像学技术的发展，大多数不具备典型症状和体征的乳腺癌都能通过定期筛查被早期发现，进而获得早期诊断和治疗，极大地提高了乳腺癌的诊断率和治愈率。乳腺的影像学检查包括乳腺X线摄影、乳腺超声检查和乳腺MRI，不同影像学检查方法各有利弊，在乳腺疾病诊断中发挥着不同的作用。

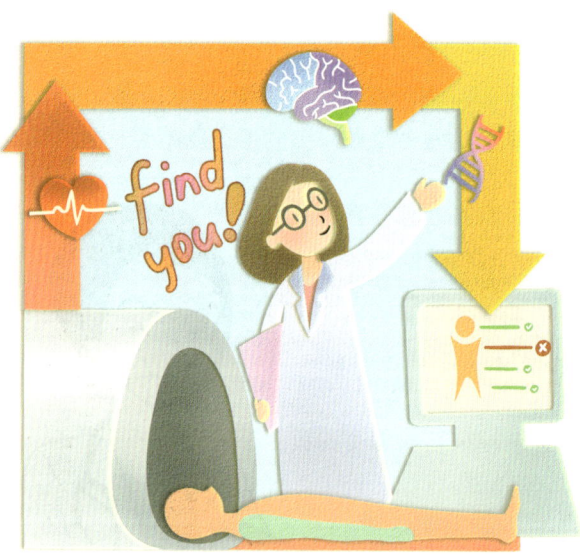

三种乳腺影像学检查方法的利与弊

乳腺超声检查 方便、无疼痛、无辐射、组织分辨率高，同时能清楚地显示乳腺组织及肿块的形态和内部结构，辨别3毫米以上的肿块的囊实性、形态、边界、硬度、血流信号等，了解区域淋巴结情况（腋窝淋巴结、锁骨上下淋巴结、内乳淋巴结）。新的超声技术（如多普勒血流显像、超声弹性影像等）在鉴别乳房良恶性病变中准确率也更高，但主观性强，有漏诊可能性，一些早期病灶和钙化病灶往往无法检出。

乳腺X线摄影·是乳腺钙化灶诊断的金标准，可诊断超声无法发现的乳腺钙化灶，甚至是微小钙化灶。钙化灶成像清晰，能精确发现并描述0.2毫米以上的微小钙化，三维成像可定位诊断。但对乳腺腺体致密的肿块和小肿块成像不佳，有轻微的放射性，部分患者耐受性较差。

乳腺MRI·MRI可作为乳腺超声和乳腺X线摄影诊断不明病灶的补充手段，以及有乳腺癌家族史的高危女性的筛查手段，改善所有女性的乳腺癌的早期诊断。它无辐射，良恶性疾病鉴别灵敏度高，更可更精确反映乳腺疾病血流动力学改变的情况及诊断恶性肿瘤并明确病变范围，适用于乳腺癌术前评估和新辅助治疗疗效评估。缺点是假阳性率较高，不能检出钙化灶，检查费用较高，耗时长，可能因体内有金属材料而无法检查。

不同乳腺影像学检查在乳腺癌筛查中的应用

不到40岁的女性，乳腺腺体致密，常规的乳腺影像学检查更倾向乳腺超声检查，乳腺X线摄影并不推荐。40岁以上的女性，腺体松弛，乳腺X线摄影显像更为清晰；推荐40岁以上的女性，每年一次乳腺X线摄影筛查，其辐射量在安全范围内，不会增加患癌的风险。乳腺增强MRI只在乳腺癌高危人群中推荐用于筛查；若有乳腺癌家族史，推荐每年进行一次乳腺X线摄影或增强MRI检查。

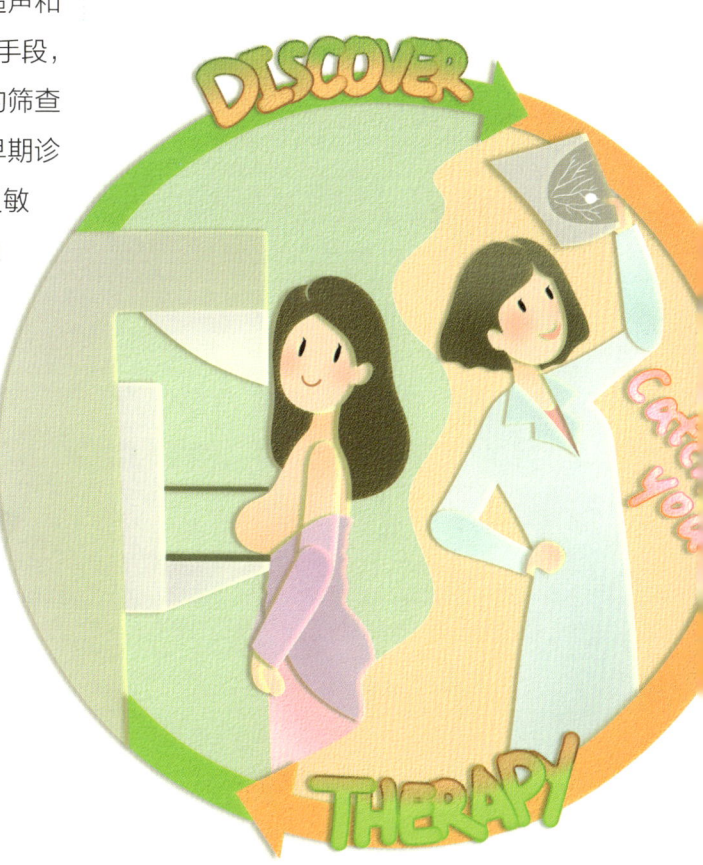

- 由于乳腺X线摄影需要挤压乳房，会引起疼痛，相当一部分女性较为抵触，对于无法忍受疼痛的女性，建议在月经期结束后7~10天进行，此时腺体较为疏松，乳房疼痛相对较轻；如因为情绪、压力、睡眠原因导致乳腺疼痛，可建议调整自身状态，待疼痛一定程度缓解后再行检查，避免因腺体结构紊乱和疼痛影响检查和干扰结果；对于妊娠期妇女来说，乳腺X线摄影需要慎重，如乳腺肿块持续增大或怀疑恶性病变，检查时要有下腹部的射线屏蔽措施。

- 除了常用的筛查方法，乳腺检查的影像学技术层出不穷，如乳管镜检查、乳腺PET检查等。
- 综合考虑患者特点，掌握各种影像学检查技术的利与弊、适应证和禁忌证，为的是提高乳腺疾病和乳腺癌诊断的敏感性和特异性，力求获得更精确的诊断，指导临床治疗。

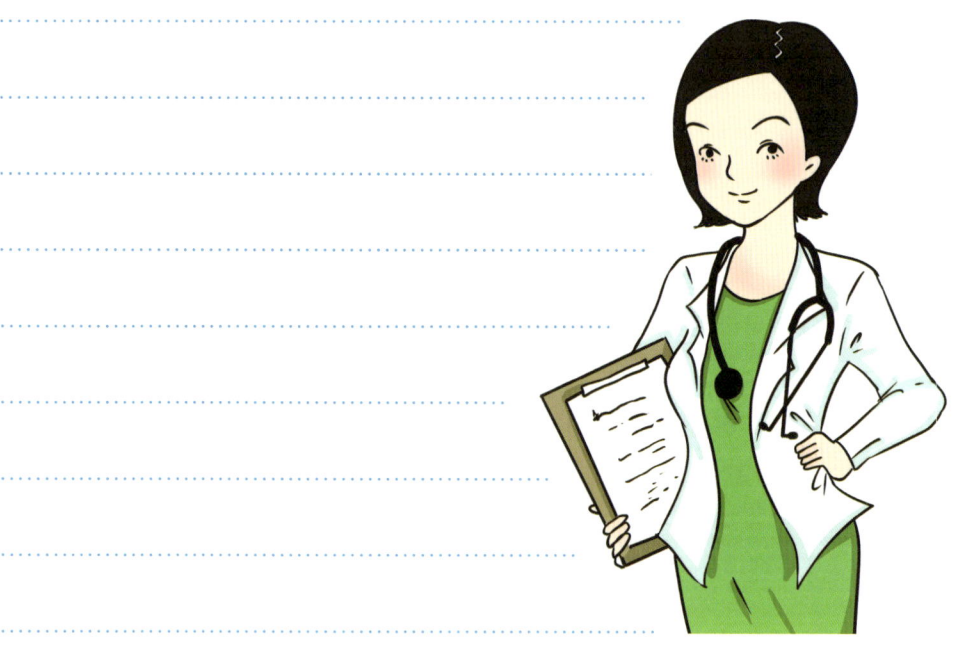

小小钙化

殷凯　汪洁

解读乳腺 X 线影像中的钙化灶

在乳腺 X 线影像中，常常看见如灰尘一般的小小白点，有粗，有细，有散在的，有密集的，也有聚集成簇的，范围有大有小，甚至遍布整个乳房，在影像学上被称为"钙化灶"，钙化灶是乳腺组织中出现的钙质沉淀物在 X 线片上的描述，专业术语称为"高密度影"。

从性质上看，有的是良性钙化，其形成的主要原因包括组织退变、坏死钙盐沉积；也有恶性钙化，是某些肿瘤分泌含钙盐的物质，使血管周围组织钙化，是癌症的早期症状之一。

钙化从形态上分为粗颗粒棒状钙化、线性分枝状细钙化和成簇泥沙样细钙化等。

钙化灶大小在 0.5 毫米以下的称为细钙化，介于 1.0~2.0 厘米的称为粗钙化。

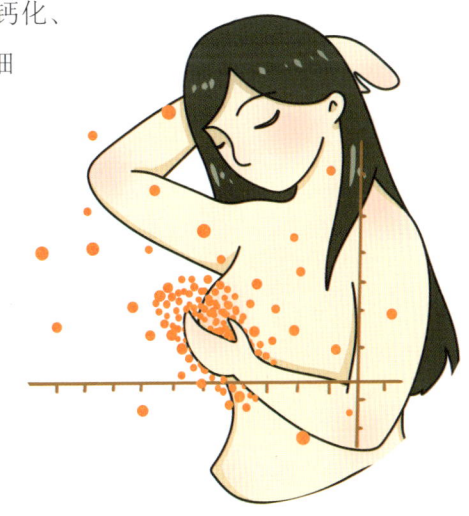

乳腺 X 线摄影是乳腺钙化诊断的金标准

钙化影像 · 乳腺 X 线片中的钙化影像（尤其是微小钙化），往往警示乳腺原位癌或早期乳腺癌，但 80% 的微小钙化与癌症无关，为正常乳腺损耗所致。

影像学诊断标准 · 临床上主要根据影像中钙化的形状、数量和分布来综合判断。随意分散在整个乳腺中的点样钙化和不定型钙化多为良性钙化。分布范围较大且与导管走行不一致的钙化，其性质需结合钙化类型综合考虑：成簇集群的钙化大多为可疑恶性钙化，尤其是这种钙化出现在可疑肿块影中；钙化排列呈线形、可见分支点，提示来源于乳腺导管，多为可疑钙化；段样分布的钙化，恶性的可能性会增加。

如果钙化的形态和分布不是特征性良性表现时，首先考虑其为可疑恶性钙化，而钙化的性质和程度直接影响非浸润性癌的诊治。

- 若判定为良性钙化，通常只需定期随访。
- 若可疑为恶性钙化，需结合临床和其他辅助检查，或者通过钙化组织活检，以取得病理诊断，从而进一步治疗。
- X 线影像引导下的立体定位，可准确穿刺到乳腺钙化灶，在显微镜下检查穿刺组织样本的病理类型，如果发现癌细胞，明确诊断后，医生可以使用病理诊断信息给予患者后续的治疗意见。

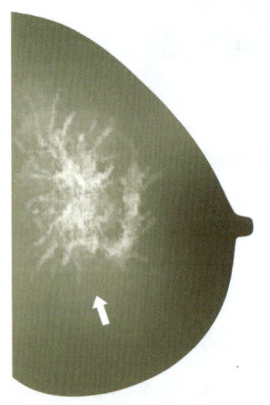

区段泥沙样钙化

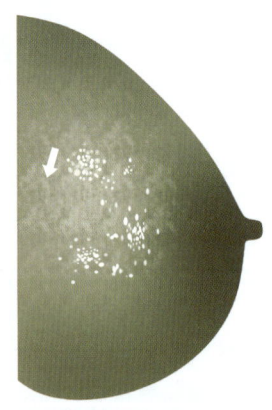

成簇沙砾样钙化

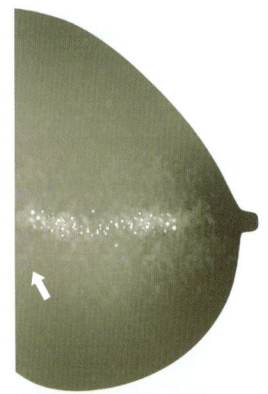

线状泥沙样钙化

如何鉴别钙化灶的性质

一看形态。 良性钙化一般比较粗大，或呈爆米花样、粗棒状、蛋壳样等，散在分布；恶性钙化一般为沙砾样、短棒状不定型钙化，团簇样分布。

二看数量。 良性钙化一般数目少；恶性病变表现为数目多，甚至无法计数，如泥沙样钙化、成簇的针尖样钙化。

三看分布位置。 良性钙化灶多发生在纤维组织、脂肪、血管、大汗腺、皮肤等乳腺间质内，乳腺实质内少见；恶性钙化则多发生于乳腺实质内，泥沙样钙化多发生在乳腺小叶腺泡内，小杆状钙化多发生在导管内，小叉状钙化则多位于终末小导管内。

- 对于 40 岁以上的女性，乳腺 X 线摄影具有不可替代性；而对于 40 岁以下女性的致密乳房，最新的三维数字乳腺断层检查（DBT）也同样可以进行精准的断层成像诊断。

- 通过 X 线筛查，更多的乳腺异常钙化灶被早期发现，提高了乳腺原位癌和早期乳腺癌的检出率，是乳腺癌综合诊疗中不可忽视且至关重要的环节。

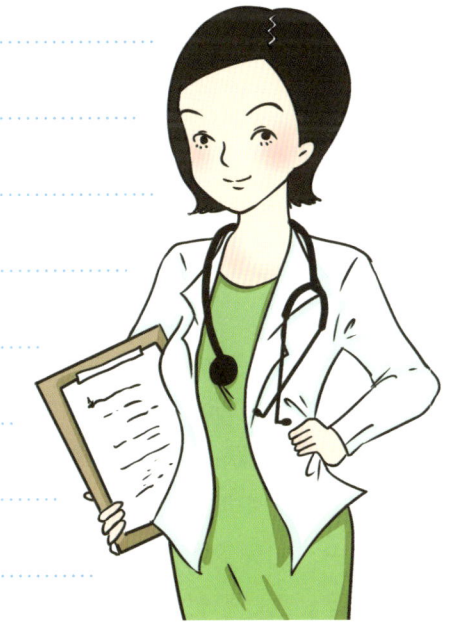

点点滴滴

重视乳头溢液和乳头病变

赵吉

乳房,尤其乳头和乳晕区,是女性最为隐秘的部位之一。很多时候,女性会忽略乳头乳晕区的一些细微改变和不适,或是羞于谈论,如乳头内陷和溢液,直到感觉异样才寻求医治,导致病变进展。

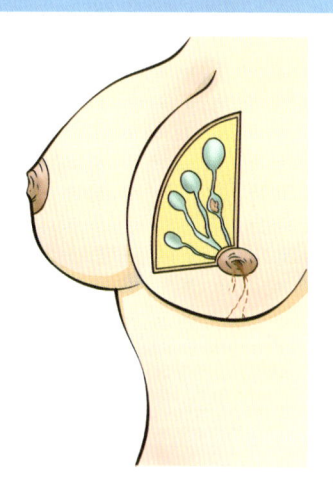

乳头病变可能是乳腺癌的征兆

乳头内陷、回缩·最为常见。乳头内陷一般是先天性的发育不良所致;而乳头回缩是后天获得的,是正常发育后的乳头出现的变形和回缩,一般有明确的病史,如导管扩张症、导管周围乳腺炎等。乳腺恶性肿瘤可能引起乳头回缩。

乳头皲裂·常见于哺乳期,通常由于婴儿用力吮吸所致,肉眼可见裂缝。乳头皲裂是哺乳期乳腺炎的诱因,细菌从乳头的皲裂处乘虚而入,在营养丰富的乳汁环境中繁殖。

乳头湿疹·表现为一侧或双侧的乳头乳晕区皮肤泛红、渗出,潮湿伴瘙痒,

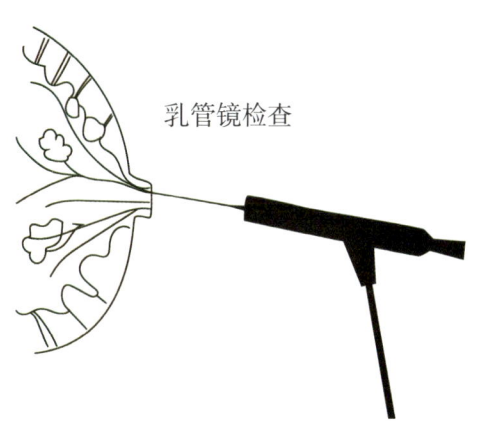
乳管镜检查

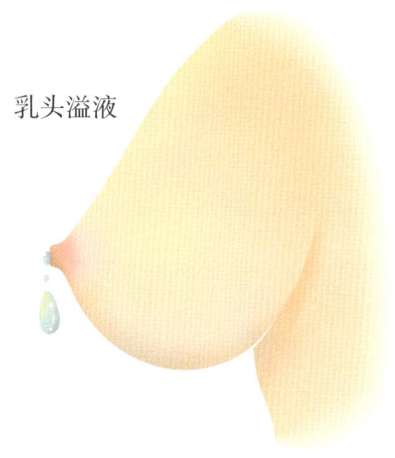
乳头溢液

同时身体其他部位可能也存在湿疹。乳头乳晕湿疹需与有湿疹样表现的乳头佩吉特病鉴别。佩吉特病是一种特殊类型的乳腺恶性病变，为累及乳头的湿疹样改变，迁延不愈，单侧发病，疾病晚期乳头可消失。

乳头溢液 是指轻挤乳头或者乳头自发出现的液体，液体的颜色和性质各有不同。除了常规的乳腺X线摄影检查，还可以采用乳管镜对乳头溢液的病因进行诊断。

乳头溢液需区分生理性和病理性

临床上，乳头溢液分为生理性溢液和病理性溢液。

生理性溢液 指妊娠和哺乳期的泌乳现象；口服避孕药或镇静药也可能会引起非哺乳期妇女乳头的少量溢液。

病理性溢液 是发生于非生理情况下，由于乳腺的大导管系统受到侵犯，进而产生炎症、糜烂、出血等病理性改变，间断性或持续性发生。

- 根据发病机制，乳头溢液分为乳腺导管内型（原发于乳腺导管上皮的新生物、导管乳头状瘤、导管扩张症、囊性增生病等）和乳腺导管外型（乳腺的化脓性炎症、结核、肿瘤等导管以外的病变，累及或侵犯导管而使分泌物由乳头溢出）。
- 通常，单侧性乳头溢液常见于导管内乳头状瘤、乳腺导管扩张症、乳腺囊性增生病；双侧性乳头溢液多见于内分泌紊乱、药物反应、闭经-溢乳综合征或某些乳腺良性疾病。

乳头溢液的 5 种类型

乳头溢液的类型·包括 5 种类型：①水样；②浆液性；③有色乳性溢液；④乳汁样；⑤血性。

病因分析·前 3 种类型的常见病因是乳腺囊性增生病、导管扩张症等。第四种类型主要是生理性溢液，部分患者属于内分泌源性溢乳。当合并感染时，也可是脓性溢液。需要格外关注的是第五种类型，即血性乳头溢液。

- 血性乳头溢液可以是乳腺囊性增生、导管扩张伴慢性炎症等病症所致，也可能是由于肿瘤病变而发生，如导管内乳头状瘤、原位癌、浸润性导管癌等。其中，导管内乳头状瘤又是癌前病变，需警惕，勿轻视，应做到早发现、早诊断和早治疗。

- 乳头溢液是乳腺专科门诊患者前来就诊的主要原因之一，约 10% 乳腺癌患者因发现乳头溢液而就诊，仅次于乳腺肿块和乳腺胀痛。

- 当乳头出现点点滴滴的溢液时，应尽早至乳腺专科医生处就诊，必要时进行乳管造影摄片检查、乳腺导管镜检查，或局部手术切除病变组织并进行病理诊断，排除乳腺癌可能。

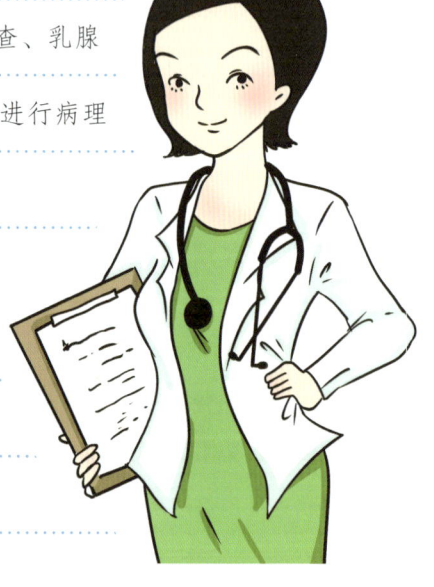

乳房保养

庄玉莲　顾燕华　陈倩　汪洁

重在科学养护和心理平衡

乳腺疾病成为女性最困扰的疾病之一，乳腺癌已是女性最常见的恶性肿瘤，发病率逐年增加。同时医学诊治水平的进步使乳腺疾病的诊出率也日渐增多，更多的女性开始关注乳腺健康和保养等话题。

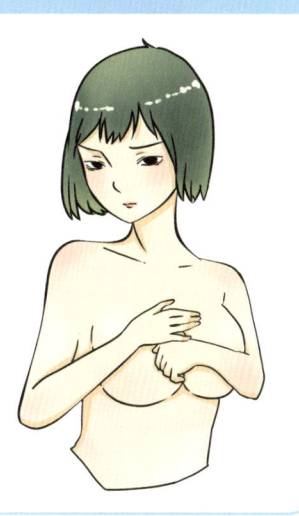

乳房保养不等于乳房按摩

许多女性热衷乳房按摩来保养乳房，适当的乳房按摩是有益的。

疏通乳腺管·通过乳房按摩，可以改善乳房局部血液循环，减缓乳腺退化或其他病理性因素引起的乳房胀痛等表现。

早诊早治·乳房按摩时触及乳房肿块，可早发现、早诊断和早治疗，但不能预防乳腺癌。

益于哺乳期·哺乳期女性适当的乳房按摩，可以改善乳腺泌乳情况，促进乳汁排空，预防乳腺炎的发生。

需规范按摩动作·一般建议自行轻柔地乳房按摩，或选择专业的保健机构做乳房保养。

- 虽然乳腺按摩可缓解乳腺炎、乳腺增生等疾病引起的不适,但只起到辅助治疗的作用,效果不理想。
- 一些美容院的美容人员乳房按摩操作没有经过专业培训,技术参差不齐,夸大乳房按摩效果,有时反而可能引起乳腺疼痛、乳腺炎等,适得其反。
- 乳腺如果出现以下情况时,如乳腺癌溃烂、乳腺炎急性期、乳头溢血等,不能对乳腺进行按摩。
- 如果此时对乳腺进行按摩,不仅不能起到治疗作用,反而可能导致病情加重、炎症加重,应及时去乳腺专科医院诊断和治疗。

乳房保养更需要"心理按摩"

每个时期乳房的发育和改变均或多或少地影响着女性的心理和生理,乳房的状态和变化不仅与女性的身体息息相关,也与心理健康有关。乳房按摩非乳房保养所必需,乳房保养更需要"心理按摩"。

关于保养乳房,女性们除了要注意避免乳房受到外力挤压、穿戴合适透气的胸罩、选择适当年龄婚育和产后哺乳、维护夫妻的性和谐、坚持锻炼身体控制体重、改变不良的饮食和生活习惯(不吸烟或不喝酒)、合理膳食保证全面营养(切忌不当减肥),更要在工作中保持乐观开朗的心情,生活规律,学会舒缓压力(避免焦虑、紧张、劳累、熬夜等),保持乳房的清洁卫生。

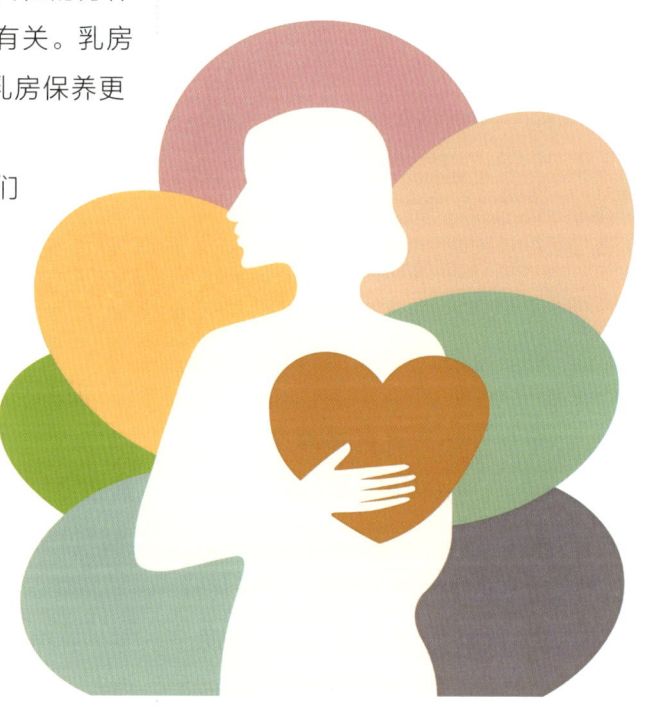

- 身体和心理健康是乳房健康的前提，女性们要关注自己身体和心理的各种变化，学会呵护自己的身心健康，劳逸结合，才可以更好地保护乳房。
- 千万要权衡利弊，避免盲目按摩、粗暴按摩和错误地使用保健品，不必要的乳房按摩、精油丰胸和服用乳房保健品，都会对乳腺组织造成损伤。
- 乳房保养重在科学养护和心理平衡。

微创无痕

顾懿帆　汪洁

真空辅助乳腺微创旋切活检技术

乳房肿块和乳腺结节大多数发生于中青年女性，部分患者需要通过切除病灶或者对可疑病灶进行活检以明确诊断。传统的乳腺肿块活检术难免在乳房表面留下瘢痕，不仅给女性带来心理阴影导致放弃治疗，并且会使一部分癌症患者错过了早发现和早治疗的时机。真空辅助乳腺微创旋切活检技术可以精准定位病灶，既可以早期诊断和治疗疾病，又能兼顾患者对于美观的要求。

真空+旋切：乳腺微创活检技术的保证

真空辅助乳腺微创旋切活检技术，依赖由旋切刀和真空抽吸泵两大装置组成的乳腺活检系统，对乳腺可疑病灶重复切取，捕捉微小钙化和乳腺结构异常的病变，以获取乳腺组织学标本。如果发现癌细胞，明确诊断后，医生使用病理诊断信息给予患者后续的治疗意见。

手术中，利用乳房低剂量断层X线摄影、超声或MRI影像引导定位，帮助找到在影像中的异常乳腺病变，结合真空辅助装置和穿刺旋切刀活检。患者只需少量局部麻醉，疼痛轻，影像学检查显示的乳腺异常、可疑肿块、乳腺组织结构变形和组织变化异常区，均可微创旋切活检，快速完成手术，对可疑病灶的活检可取得大而连续的标本，一次穿刺所取样本量大，在显微镜下进行病理检查穿刺组织样本，诊断更准确。

精准+无痕：乳腺微创活检技术的优势

外科医生对深部病灶及直径仅 5 毫米的微小肿瘤，即使有超声和 X 线影像定位，往往在切开乳房切口时亦不一定能准确切除，以往这类肿物虽然借助超声能够发现，但临床医生触诊不良或不能触及定位，一般随访等待其增大后再行手术，或进行大于肿块范围切除术。

使用真空辅助微创旋切的手术方式，相对于传统手术 3~5 厘米的切口，手术切口更小，只有 2~3 毫米。其优点是无需缝合，不留瘢痕，同侧乳房多个病灶，可以通过一个穿刺切口切除，避免切开皮肤、皮下组织和正常腺体，组织损伤小，无任何异物残留人体，感染风险显著降低，恢复快，对于乳腺深部肿物和肥胖患者，优势尤为明显。另外，活检部位可放置标记夹，随时观察病灶有无恶变。术后即可自由活动。

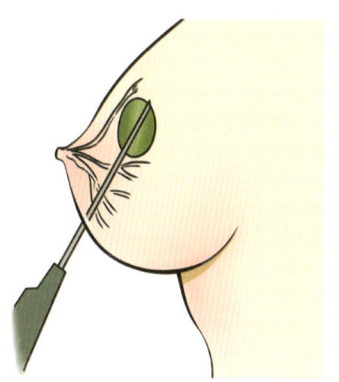

临床上常用的两款真空辅助旋切活检系统

1996 年，弗雷德·布兰克发明了第一代的真空辅助活检系统——麦默通（Mammotome）；1998 年，扎尼斯等将该系统应用于乳腺肿物手术；2004 年，麦默通被美国食品药品管理局（FDA）批准用于乳腺良性疾病治疗；2008 年，第二代真空负压吸引微创旋切系统——安柯（EnCor）在我国应用于临床。

- 不管使用何种微创旋切系统，共同点是比通过手术切取乳腺变异组织活检更微创，皮肤表面几乎无瘢痕，可实现乳腺疾病诊治的精准、个体、综合和精美。
- 临床上必须根据患者的不同需求，谨慎选择适合、安全和有手术指征的微创旋切活检技术。

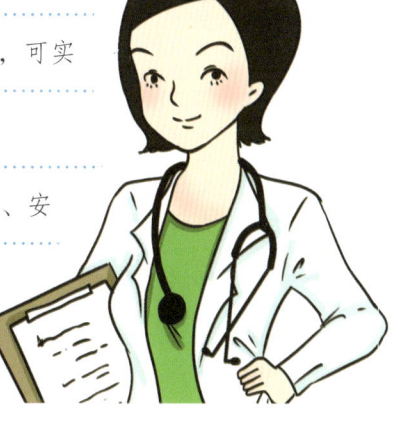

须眉须知

赵吉

乳腺疾病并非女性的专利

须眉男子，胸部平坦，大多数处于不发育状态，与绝经前女性乳房富于乳腺组织相比，只有乳头和少量的乳腺导管和脂肪组织，没有腺泡。但是，乳腺疾病并不是女性的专利，男性也有一定的概率发生，主要风险在于过度饮酒、服用某些含雌激素的药物、睾丸功能障碍和不良生活习惯等。另外，家族遗传 BRCA 基因突变也是男性乳腺癌的风险因素。

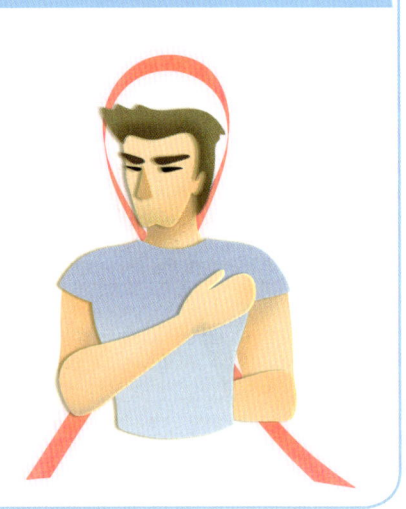

男性乳腺疾病良恶性均存在

正常男性体内雌激素水平很低，没有乳腺疾病生根发芽的"土壤"，但多种因素会导致男性体内雌激素水平增高或失衡，从而催生乳腺疾病。常见的有"男性乳腺增生症"，即乳腺发育呈女性化乳腺增生改变，增生的腺体可以发生乳腺炎，也可以长出乳腺肿瘤，如良性纤维腺瘤，也可能是恶性肿瘤。如果是乳腺癌，癌细胞也许会在较短的时间内侵入胸壁、腋下淋巴结及身体的其他器官，造成全身的伤害。

男性乳腺发育的发病原因

酗酒、睾丸功能障碍和服用含雌激

素类药物，会导致男性体内雌激素水平过高，使乳房发育；过多的脂肪很容易转化为雌激素，从而刺激乳腺组织，导致病变；而肝脏承担着男性体内雌激素的分解和排泄任务，长期过量饮酒，酒精很容易使肝脏代谢功能受损而影响男性体内雄激素活性，增加雌激素活性，此消彼长的结果就是引起男性乳房发育。

- 男性乳房发育，青少年期患病率呈现高峰，14岁左右达到最高，青少年后期迅速下降，此后患病率随年龄增长稳定上升。大部分患者双侧乳房发育、向心性发育、有不同程度的不对称、无症状和偶有触痛，而乳头溢液罕见，乳晕后方结节型发育往往为伴有触痛的盘状致密组织。

男性乳腺癌不同于女性乳腺癌的特征

尽管男性和女性乳腺癌在某些生物学机制上相似，但男性乳腺癌有不同特征。

男性乳腺癌患者具有年龄较高、病程长、发现晚、预后差的特点。其主要原因在于男性对乳腺癌的认知普遍较低，防范意识差，尤其是老年男性，往往发展到晚期才发现，从而错过最佳的治疗时机。

男性乳腺癌的首发症状多为乳晕下无痛性肿块，可静止多年后迅速增大，多与皮肤粘连固定；早期就可能侵及大乳管，致乳头变形、回缩和糜

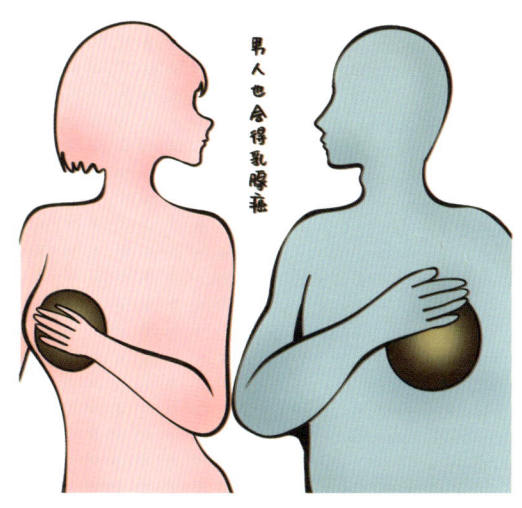

男人也会得乳腺癌

烂；更容易发生远处转移；多数属于浸润性导管癌，99%的肿瘤雌激素受体（ER）呈阳性，82%孕激素受体（PR）呈阳性；97%雄激素受体（AR）呈阳性；只有9%是人表皮生长因子受体2（HER2）阳性。

男性乳腺癌的手术治疗和辅助药物治疗

由于没有男性乳腺癌随机对照试验，治疗方法参照女性乳腺癌临床治疗方案。

对新确诊的男性乳腺癌的患者通常给以保乳手术（即乳房肿瘤切除术和全乳房照射）或根治性手术，以及腋窝淋巴结清扫或前哨淋巴结活检。患者也需要辅助化学治疗和抗HER2靶向治疗。

基于多数男性乳腺癌是激素受体阳性乳腺癌，推荐内分泌治疗，包括使用他莫昔芬、芳香酶抑制剂和氟维司群等药物。

美国国家综合癌症网络（NCCN）指南建议男性采用与绝经后妇女相同的治疗方法。

- 男性如何远离乳腺疾病的困扰？方法很简单。
- 一是警惕激素紊乱，二是加强防范意识，三是规范诊断治疗。
- 切莫为难而拖延，耽误了诊断和治疗。

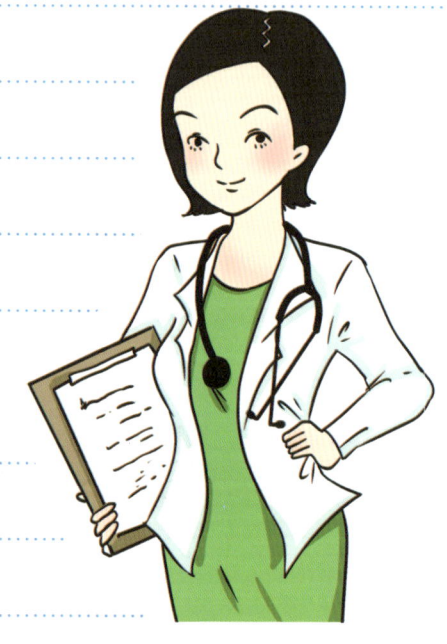

巨细靡遗

田宝星 汪洁

少见并容易误诊的乳腺疾病

常见的乳腺疾病有乳腺增生、乳腺结节、乳腺囊肿、乳腺纤维腺瘤和乳腺癌等。临床上可能将乳腺癌误诊为乳腺增生，有一定的误诊比例。而另一些更加少见的乳腺疾病更容易被误诊，如乳腺炎症性疾病（如乳腺导管扩张症、乳腺结核、乳腺寄生虫病）、乳腺肿瘤性疾病（如乳腺叶状肿瘤、乳腺淋巴瘤）、乳腺相关的内分泌疾病（如1型糖尿病性乳腺病）等，需要高度重视并加以鉴别诊断，警惕误诊。

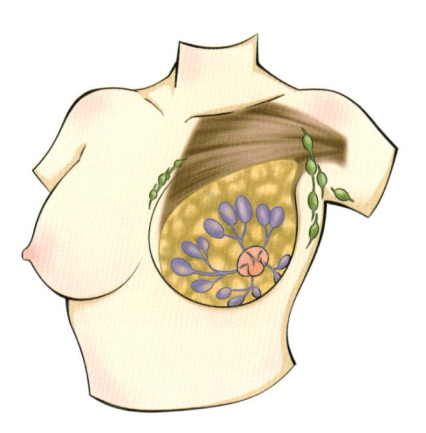

乳腺导管扩张症

"乳腺导管扩张症"又称"浆细胞性乳腺炎""肉芽肿性小叶性乳腺炎"和"Zuska病"，也称"乳晕下脓肿或乳管瘘"，俗称"乳房慢性炎症"。

乳腺导管扩张症发病率低，病因不明，主要与自身免疫、细菌感染等因素有关；临床表现复杂多变，进展迅速；初为乳腺肿块伴或不伴红肿或疼痛，后期可形成脓肿、窦道或破溃，伴或不伴同侧腋下淋巴结炎性肿大；病程可迁延不愈，误诊率较高，容易与乳腺癌相混淆。

乳腺结核

"乳腺结核"又称"结核性乳腺炎"，是由结核杆菌引起的一种慢性感染性疾病，占乳腺良性疾病的 1%，易误诊。罕见于年轻的经产妇和哺乳期妇女。

其临床表现为乳腺肿块、溃疡、疼痛，可伴有全身症状如发热、乏力；结核菌素试验呈阳性；治疗以抗结核药物为主，同时部分需要手术，如寒性脓肿的切开引流及窦道和坏死组织的清除。

乳腺寄生虫病

"乳腺寄生虫病"较为罕见，以"乳腺丝虫病"最多见，其病理特征为形成含有寄生虫卵的囊肿。

临床上表现为无痛性乳腺肿块；诊断依赖影像学和病理学检查。根据感染的寄生虫种类主要分为乳腺丝虫病、乳腺包虫病、乳腺裂头蚴病、乳腺肺吸虫病、乳腺血吸虫病、乳房蜱感染，其中乳腺丝虫病主要通过手术和抗寄生虫药物治疗。

乳腺叶状肿瘤

"乳腺叶状肿瘤"又称"分叶状肿瘤"，起源于间叶组织，是一种类似于纤维腺瘤的局限性双相分化肿瘤；病因可能与内分泌失调、代谢紊乱、卵巢功能异常、生育哺乳等因素有关；表现为无痛性大小不等肿块，进展缓慢，少数可短期内迅速增长。

世界卫生组织将叶状肿瘤分为良性、恶性和交界性三类。治疗主要以手术切除为主，预后通常良好。但叶状肿瘤易复发，复发风险因肿瘤大小、手术方式等因素而异。

乳腺淋巴瘤

"乳腺恶性淋巴瘤"少见，临床缺乏特异性，往往有 15% 的误诊率，需与乳腺癌鉴别，预后比乳腺癌差。

原发性乳腺恶性淋巴瘤首次发生在乳腺，大多数是 B 淋巴细胞来源。继发性乳腺淋巴瘤是指乳腺仅仅是淋巴结原发的全身淋巴瘤病的一部分。一般经组织病理学检查方能最终确诊。乳腺淋巴瘤一经确诊，一般不提

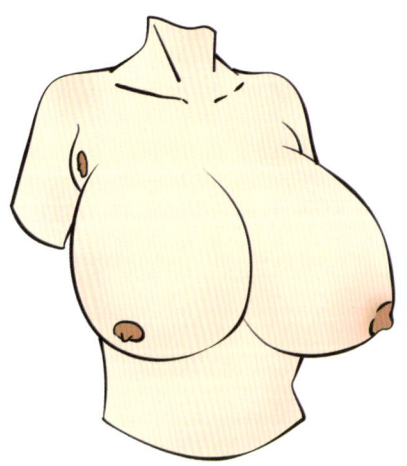

倡乳腺切除手术，而以切除活检、辅助放射治疗和化学治疗所取代。

1型糖尿病性乳腺病

"1型糖尿病性乳腺病"既是一种良性瘤样纤维组织增生性乳腺病，也是胰岛素依赖型糖尿病的罕见并发症，又名"胰岛素依赖型糖尿病性乳腺病""糖尿病性淋巴性乳腺病""淋巴性乳腺病"等。

临床上表现为乳房无痛性较固定的硬质肿块，易误诊为"乳腺癌"，需要鉴别诊断；空芯针穿刺病理活检可明确诊断；虽然有反复性和难治性的特点，但为非恶性病变，故提倡保守治疗和早预防。

> 除了以上少见的乳腺疾病，乳房先天性疾病（如副乳、异位副乳）、乳房损伤性疾病（如手术所致血肿、纤维瘢痕）、乳房功能性疾病（如积乳、结节性乳腺病）往往被忽视，应加以鉴别诊断，避免误诊。

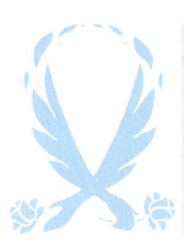

小疡顽瘤

胡群超　汪洁

乳腺炎与炎性乳腺癌

乳腺炎（急性和慢性）和炎性乳腺癌是完全不同的两种疾病。

乳腺炎症主要临床症状包括乳房疼痛、肿胀，乳房皮肤红肿，有时伴有发热和全身不适。其发病原因比较复杂，如哺乳期乳腺炎通常由于细菌感染、乳腺导管堵塞等原因引起，而肉芽肿性乳腺炎发病原因不明，一般认为与自身免疫有关。

相比乳腺炎，炎性乳腺癌是极少见的，所谓炎性癌是指组织在癌的侵袭下所表现的反应，该反应过程在血管、神经、体液等参与下，局部出现一系列变化，类似于急性炎症反应的局部红、肿、热、痛和功能障碍的表现。所以炎性乳腺癌容易被漏诊和误诊为乳腺炎。虽然两者有一定的相似性，都会导致乳房红肿和疼痛，但病理机制和治疗策略完全不同，需要加以鉴别。

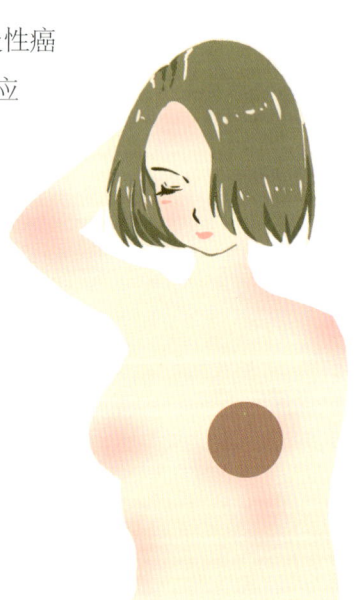

类别	炎性乳腺癌	急慢性乳腺炎
性质	恶性乳腺肿瘤	良性乳腺炎症
病程	病情复杂，不化脓，可延及同侧乳腺以外的颈部及手臂，甚至可侵及对侧乳腺和远处脏器，预后差	病程短，可在短期内化脓，也可反复迁延，预后尚好
全身表现	无明显全身炎症反应，若伴有发热，则为低热或中等热	寒战，高热，浑身乏力。急性期可有发热，慢性期一般无全身症状
皮肤表现	乳腺皮肤改变广泛，往往累及整个乳腺，颜色为暗红或紫红色，表皮呈"橘皮样"水肿改变	乳腺皮肤红肿局限，亦可较广泛，颜色为鲜红，呈一般的凹陷性水肿
腋淋巴结情况	腋下淋巴结肿大而质硬，与皮肤及周围组织粘连，推之不动	腋下淋巴结肿大相对柔软，与周围组织无粘连，推之活动
病理所见	在显微镜下可见癌细胞弥漫，乳腺和乳腺淋巴管内充满大量癌细胞	在显微镜下未见癌细胞，可见大量炎症细胞
治疗方法	抗感染治疗无效，需抗癌治疗	抗感染治疗有效

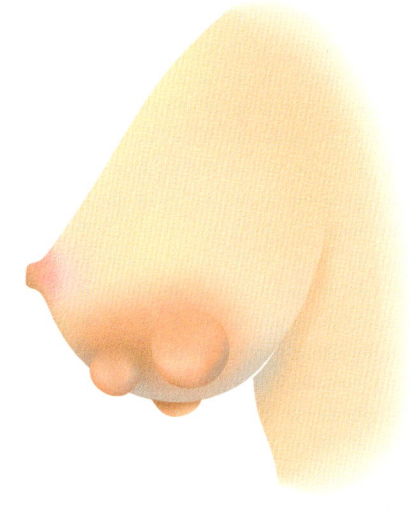

炎性乳腺癌

炎性乳腺癌是一种罕见、快速增长的肿瘤，在所有乳腺癌中侵袭性最强，预后最差，其发病人数占所有乳腺癌的1%~5%，而致死人数占乳腺癌致死人数的10%。其主要临床表现为广泛的乳腺红肿，常累及整个乳腺，疼痛亦很明显，通常没有明显的肿块，乳腺皮肤变厚、红，像橘子皮，通常会感到发热、起小疙瘩，像皮疹，并有很高的概率向机体其他部位播散。

- 炎性乳腺癌诊断通常需要乳腺影像学检查和病理组织活检。乳腺超声、乳腺MRI和乳腺X线摄影（钼靶）都可以在一定程度上揭示乳腺的病理改变，但活检是确诊炎性乳腺癌的金标准，可以通过检查肿瘤细胞的形态和分子标志物来明确诊断。
- 一旦被诊断为炎性乳腺癌，TNM分期就被划分为T4b期，而没有转移的炎性乳腺癌也被划分为ⅢB期。从分期看，炎性乳腺癌相比于其他类型乳腺癌，是恶性程度更高和发展更快的乳腺癌。

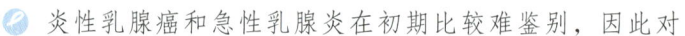

- 炎性乳腺癌和急性乳腺炎在初期比较难鉴别，因此对于所有初期出现乳房红肿和疼痛的女性，都需要提高警惕，应及早就诊，及时进行乳腺影像学检查和病理活检，及时明确诊断和接受系统治疗，以免延误病情。
- 此外，在处理乳腺炎症和炎性乳腺癌时，需要考虑到女性患者可能面临的心理压力。
- 这两种疾病都可能对患者的身心健康造成很大的影响，因此，心理支持和疾病教育同样非常重要。

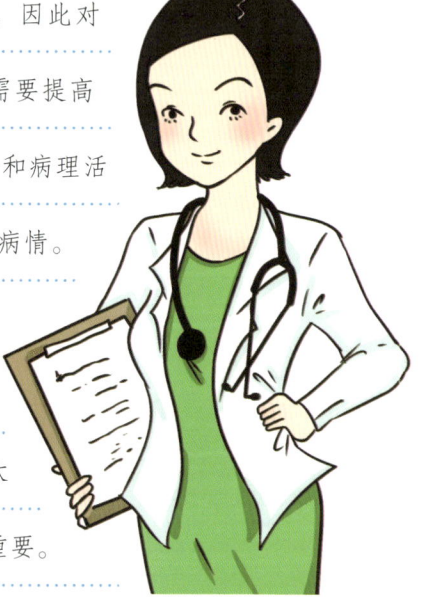

孰早孰晚

邱夏　汪洁

认识乳腺癌前病变、乳腺原位癌与乳腺浸润性癌

所谓癌前病变是指某种非癌的病变经过若干年后，有很大可能（概率在10%以上）转变成癌的病变。癌前病变不是癌，是一种组织的损伤，但很可能发展成癌。癌前病变发展成癌的过程，可以是一个漫长的过程，长者可达十年以上，也不排除在较短的时间内癌变。

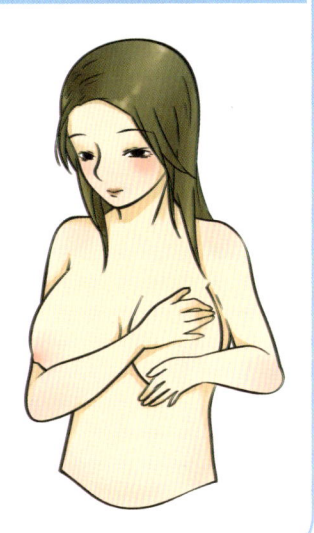

乳腺增生并非癌前病变

生理性乳腺增生·乳腺增生与月经周期有关，受激素影响，经历增生和复原的过程。排卵前每个小叶腺泡开始扩张变大、输乳管开放，因而女性在月经前感到乳房胀痛，并可触及弥漫的结节感，这是胀大的腺叶，此为"生理性乳腺增生"。

病理性乳腺增生·月经期过后，扩张的乳管收缩关闭，乳房变软，恢复成原来的大小。如果激素调节出现问题，有的乳腺小叶无法恢复，维持了增生状态，就造成乳腺组织的结构紊乱，出现持续存在的结节与疼痛,且可随情绪变化而波动,此时即诊断为"乳腺增生症",即"病理性乳腺增生",分为囊性增生和腺性增生。

- 囊性增生:以乳腺导管扩张和导管上皮增生为主要改变,严重者出现乳头溢液和乳腺囊肿。
- 腺性增生:以乳腺小叶和结缔组织增生为主要特征,例如硬化性腺病等。

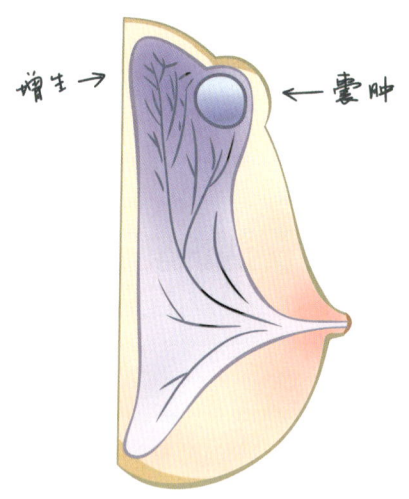

- 乳腺增生并非癌前病变,轻度乳腺增生极少发展为乳腺癌,但是纤维性腺病、硬化性腺病等癌变风险相应增加。

科学认识乳腺癌前病变、乳腺原位癌与乳腺浸润性癌

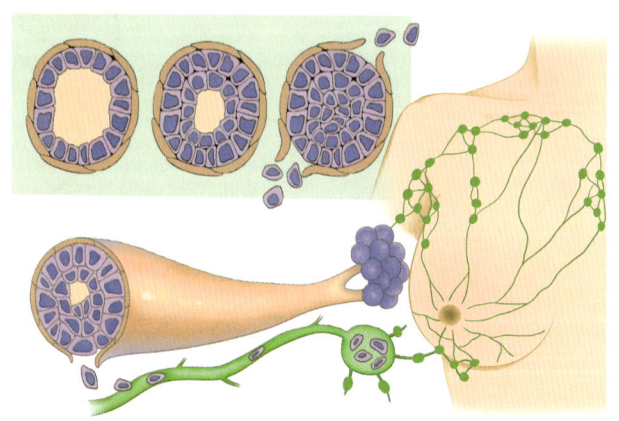

乳腺癌前病变 · 少部分乳腺增生进一步加重,乳腺导管出现持续性疼痛,导致乳腺组织完全无法复原而发生异常改变,形成"癌前病变",即"不典型增生",是向癌转变的一个过渡阶段。

不典型增生分轻、中、重度。在显微镜下表现为导管管径扩大、细胞体积增大伴有一定异形、细胞排列紊乱等。

轻、中度不典型增生都是可逆的，去除病因可恢复正常，而重度不典型增生大多不可逆。

乳腺原位癌·乳腺小叶或导管不典型增生进一步恶化，乳腺上皮细胞异常增生，但未突破基底膜，被称为"乳腺原位癌"。

原位癌的细胞特征、组织学形态各不相同，这使得它们有不同的生物学特性，即发展为浸润性癌的危险性不同。原位癌病变分布的特点为多中心性、双侧性、微小浸润，广泛导管内成分。原位癌局限于导管内，不会转移，不造成机体严重的后果，但有发展成浸润性癌的可能。

乳腺浸润性癌·当癌细胞突破基底膜侵入间质中，不断破坏周围组织，向周围组织浸润，侵入血管、淋巴管，称为"乳腺浸润性癌"。

浸润癌游走转移至机体的其他部位，在其他部位停留下来，并生长繁殖成一个新的肿瘤，这就是转移癌。

- 由单纯性乳腺增生到非典型增生，至转变成原位癌，再由原位癌质变成浸润性癌的过程可能需要较长的时间的理论过于简单，乳腺癌的发生、发展、扩散、侵袭、转移的过程非常复杂。

- 我们还不能确定乳腺不典型增生、乳腺原位癌何时进展，以及如何降低罹患乳腺癌的危险。但肯定的是，三者密切相关，乳腺癌癌旁病变常可见导管上皮不典型增生和囊性增生，它们的出现，反映了乳腺在致癌因素作用下所引起的广泛组织学改变，原位癌、浸润性癌在这些广泛增生性病变基础上产生。

- 孰早孰晚，科学认识癌前病变，早期诊断原位癌，密切筛查和随访，将有助于乳腺癌的早诊早治。

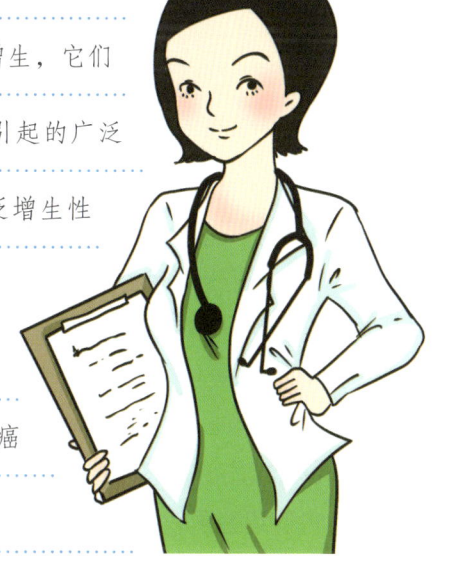

精准诊治

胡月梅　赵吉

乳腺癌相关肿瘤标志物与基因检测的意义

人体肿瘤千差万别，癌症发生的机制非常复杂。在诊断和治疗乳腺癌的历史进程中，科学家一直都在进行着不懈的努力，想通过血液分析来检测其中"肿瘤标志物"的表达水平，以判断患者是否患癌；通过人类基因分析，查找患者的"乳腺癌基因"变异等，这些发现和应用在筛查、预防和指导乳腺癌诊治方面具有重要意义。

乳腺癌相关肿瘤标志物

肿瘤标志物就是肿瘤细胞产生的特殊物质，可用生物化学、免疫学及分子生物学等方法进行标记。

- 约60%的癌胚抗原（CEA）在乳腺癌中表达，老年乳腺癌和雌激素受体阳性乳腺癌患者CEA有明显升高。
- 糖类抗原125（CA125）特异性较差，但当乳腺癌患者发生肺转移或出现恶性胸腔积液时可显著升高。
- 乳腺癌最重要的特异性标志物是糖类抗原153（CA153），乳腺癌术后阳性率可达80%，晚期乳腺癌多脏器转移可引起CA153显著升高。

CEA、CA125和CA153联合检测

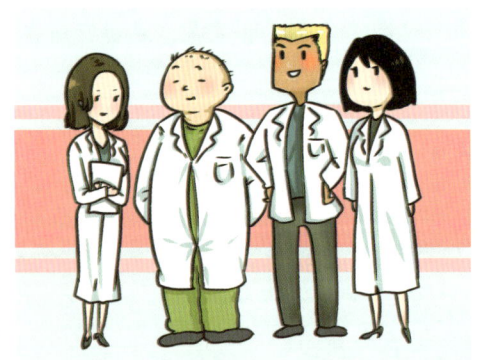

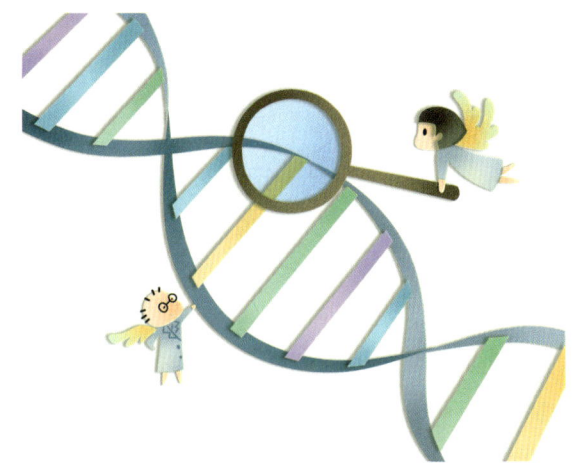

较单独检测灵敏度更高，临床诊断时须注意假阳性情况。

乳腺癌相关基因（遗传基因）检测

基因检测为癌症治疗模式带来了翻天覆地的变化，乳腺癌治疗开始迈入个体化治疗的新天地。无论是遗传还是非遗传乳腺癌，有一点是肯定的，从某种意义上来说，癌症发生的基础完全在于被改变的基因，也就是所谓的"突变基因"。根据美国国立卫生研究院（NIH）的指导原则，目前已经发现50多种遗传性癌症综合征。一些比较常见的遗传性癌症综合征已经可以通过基因检测预测终身的癌症风险。

- 遗传性乳腺癌通常是由 BRCA1 和 BRCA2 基因突变引起的。而这种基因突变是可以通过基因筛查出来的。检测出 BRCA1 或 BRCA2 基因变异的女性，有 41%~90% 的可能性在某个时间患乳腺癌；8%~62% 的可能性在某个时间患卵巢癌。患病的概率到底有多大，还取决于所拥有的基因类型及个人和家庭的癌症史。BRCA1 和 BRCA2 基因变异的男性患乳腺癌和其他癌症（如胰腺癌、睾丸癌、前列腺癌）的风险也高。

乳腺癌多基因检测

21基因检测（Oncotype DX） 适用于激素受体（HR）阳性、人表皮生长因子受体2（HER2）阴性、Ⅰ~Ⅱ期乳腺癌患者。测试分析21个基因的活性，然后计算 0~100 的复发评分数，预测患者的复发风险，并为乳腺癌患者的 10 年内远端转移及复发风险的预后、治疗提供指导。

70 基因检测（MammaPrint）适用于 Ⅰ~Ⅱ 期、ER 阳性、N1-3 期乳腺癌患者。能够反映乳腺癌远端转移的预后情况。可以将患者分为低危和高危两组，较准确地区分不需要化学治疗可长期生存的患者，避免早期乳腺癌过度治疗。

- 随着基因分子水平研究的不断深入，越来越多的肿瘤细胞信号通路被发现。大量临床研究表明，通路中的特定基因的扩增、突变、表达状态（如 HER2、PI3K、TOP2、CDKi、PD-1/PD-L1 等），与靶向治疗、化学治疗、免疫治疗药物的有效性密切相关。因此，临床上检测这些通路中特定基因，筛选出获益患者，可提高癌症治疗有效率。

目前基因检测的目的在预测上使用不多，更多的是在于治疗。

未来，新的特异的肿瘤标志物的发现和更加灵敏的基因检测工具的发展，必将在肿瘤普查和筛选、诊断与鉴别诊断、疗效与预后判断、生物特点和病程的判定、手术、化学治疗和放射治疗的监测、确定不知来源的转移肿瘤的原发肿瘤、多项肿瘤标志物与肿瘤基因的联合应用等领域扩展和进步，为早期发现乳腺癌、指导乳腺癌的精准治疗、评估预后，甚至治愈和预防乳腺癌提供可能。

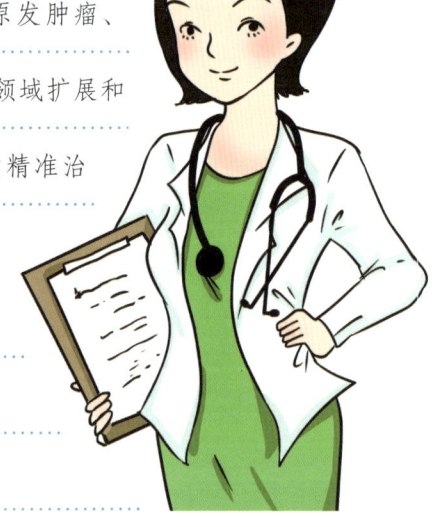

分期分型

殷凯

不同类型乳腺癌精准治疗基石

早期乳腺癌的治疗以手术为主,而随着医学的发展,化学治疗、放射治疗、生物靶向治疗、免疫治疗等辅助治疗手段也在不断完善,与手术治疗共同形成了系统、规范的多学科治疗方案。

规范治疗,不盲目治疗,乳腺癌患者准确分期和分型是治疗前十分重要的一步,为不同类型乳腺癌的个体化治疗和预后指明了方向。

基于临床和病理诊断的乳腺癌分期

乳腺癌分期是基于临床和病理诊断来描述乳腺癌发展的一种诊断方法,按国际 TNM 分期方法向患者描述。T 代表肿瘤、N 代表淋巴结、M 代表远端转移,这是 TNM 分期的三要素,TNM 分期系统让患者能形象化地理解所罹患的乳腺癌的早晚。

0 期乳腺癌 是非浸润性乳腺癌,也就是原位癌,一般通过外科手术和内分泌治疗,如果行保乳手术则需要联合放射治疗。

Ⅰ~Ⅱ期乳腺癌 被认为是早期浸润性乳腺癌,肿瘤较小,没有腋淋巴结转移和远端转移,可以通过外科手术和后续的化学治疗,以及有选择性地放射治疗、靶向治疗和内分泌治疗。

Ⅲ期乳腺癌 肿瘤较大,局部扩散,往往有腋淋巴结转移,除了先期手术以外,提倡术前新辅助治疗,就是通过术前化学治疗、内分泌治疗或靶向治疗以达到缩小肿瘤的目的,再行根治性手术治疗，术后有选择地化学治疗、靶向治疗、放射治疗和内分泌治疗。

Ⅳ期乳腺癌· 除了局部浸润扩散，已经发生远端转移，手术切除并不能根治癌症，采用辅助的化学治疗、放射治疗、靶向治疗、内分泌治疗等综合治疗，以提高生活质量和延长生存期为目的的。对治疗反应较好的患者可选择手术治疗。

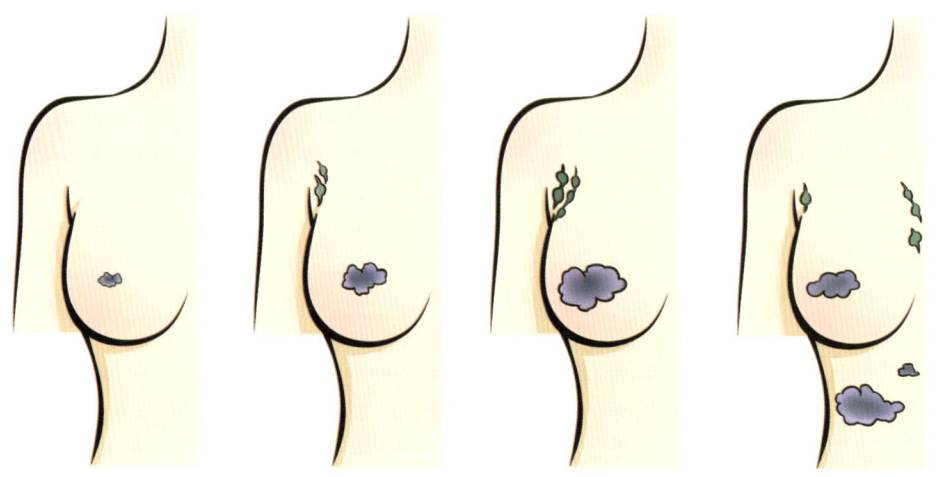

基于分子生物学基础的乳腺癌分型

乳腺癌分子分型	ER	PR	HER2	Ki67
Luminal A 型乳腺癌	+	+	−	≤ 20%
Luminal B 型乳腺癌	+	+	−/+	≤ 20%
HER2 阳性乳腺癌	−	−	+++	任何
三阴性乳腺癌	−	−	−	任何

注：ER，雌激素受体；PR，孕激素受体；HER2，人表皮生长因子受体2；Ki67，增殖细胞相关抗原。

有选择性地化学治疗、靶向治疗、内分泌治疗是基于分子生物学基础的乳腺癌分型，不同分期的乳腺癌各是不同的分子分型？要选择何种治疗？根据 2011 St.Gallen 共识，将乳腺癌划分为 4 类亚型。

Luminal 型乳腺癌· ER、PR 阳性的乳腺癌被统称为 Luminal 型乳腺癌。此类乳腺癌相对较为温和，其中 Luminal A 型乳腺癌主要以内分泌治为主，而 Luminal B 型乳腺癌则需要根据具体亚型考虑多种辅助手段的相互结合。

HER2 阳性乳腺癌·HER2 过度表达的乳腺癌被称为 HER2 阳性乳腺癌。此类乳腺癌凶险程度较高，易转移易复发。HER2 阳性乳腺癌需要接受抗 HER2 靶向治疗，研究证明早期 HER2 阳性乳腺癌患者进行 1 年曲妥珠单抗辅助治疗，可使 10 年无病生存率提升至 73.7% 左右。

三阴性乳腺癌·ER、PR、HER2 都为阴性的乳腺癌是三阴性乳腺癌。此类乳腺癌预后相对较差，三阴性乳腺癌目前尚无针对性的治疗方法，仍以化学治疗为主。

- 随着乳腺癌研究的逐步深入，现今乳腺癌的治疗已经加快迈入标准化及个体化治疗的精准医学时代。
- 乳腺癌实现精准治疗的基石是乳腺癌分期、分子分型、病理学分类与分级，以及肿瘤基因检测工具的推陈出新和持续的深度结合。

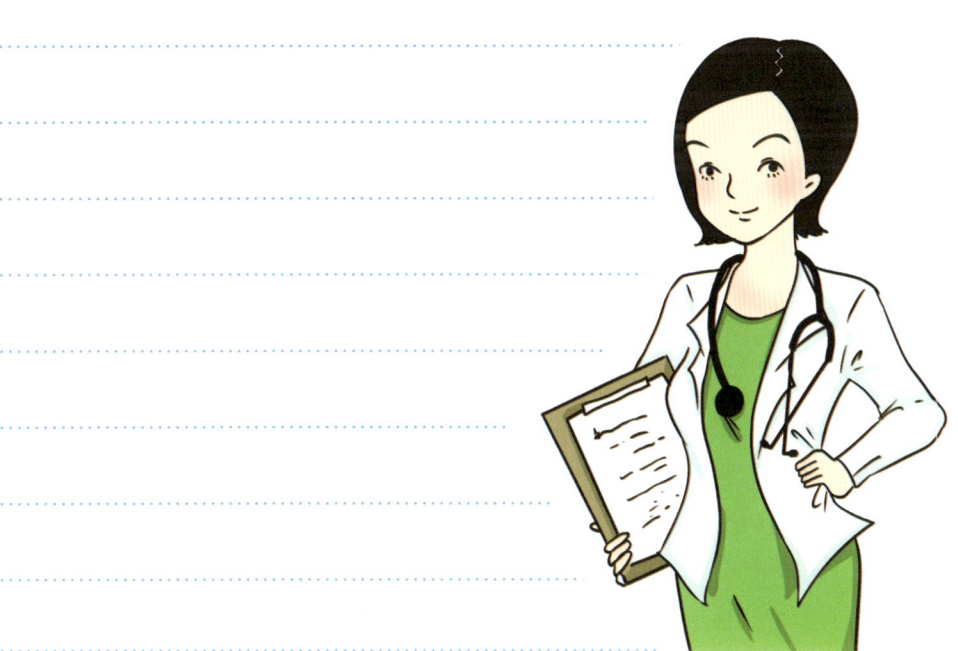

一路见证

胡群超

HER2 阳性乳腺癌综合治疗溯源与进展

乳腺癌综合治疗是指采用多种治疗策略治疗肿瘤，经历了手术治疗、放射治疗、化学治疗、内分泌治疗、靶向治疗、免疫治疗到整合治疗等多种治疗手段的历史演变。各种治疗的综合选择、分子分型和对遗传变异的研究和创新，使乳腺癌患者获得更全面、更精准、更个体化的治疗方案。

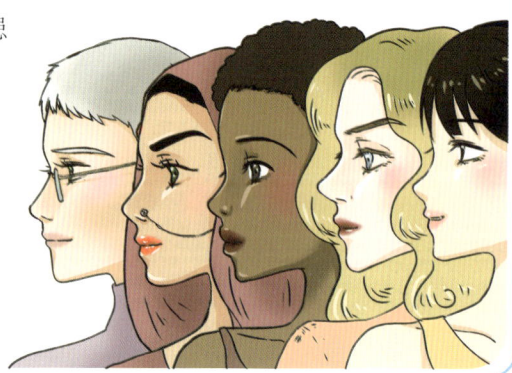

乳腺癌手术治疗

追溯至 19 世纪早期，乳腺癌手术主要是采用将乳房、腋淋巴结、胸大肌和胸小肌一并切除的激进的根治性手术（Halsted 手术）。

20 世纪初，手术方法向更为保留的方向发展，如保留胸肌的乳腺切除术。

20 世纪 80 年代，保乳手术得到推广，并逐渐成为早期乳腺癌的标准治疗方案，该手术通常联合放射治疗和内分泌治疗。

现代乳腺癌手术更趋向于微创手术（如腔镜手术），以减小手术创伤。此外，乳房重建手术已是当今乳腺癌手术的一部分。

乳腺癌化学治疗

随着20世纪50年代抗代谢物质（如5-氟尿嘧啶和甲氨蝶呤）和20世纪70年代铂类药物（如顺铂和卡铂）的引入，乳腺癌化学治疗范围扩大。化学治疗通常在手术后用于减小微转移风险或晚期乳腺癌的治疗。

- 20世纪80年代，一系列新型化学治疗药物（包括多柔比星和紫杉醇）通过不同的机制（如抑制DNA合成或破坏微管）来杀灭癌细胞。

乳腺癌内分泌治疗

1958年，埃尔伍德·詹森首次发现了激素受体（HR），成为内分泌治疗的里程碑。早期大部分采用双侧卵巢切除手术抑制卵巢功能来治疗乳腺癌。

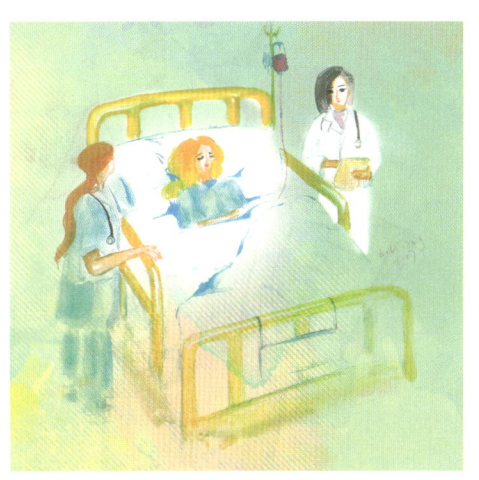

- 20世纪70年代，雌激素受体调节剂"他莫昔芬"成为HR阳性乳腺癌的治疗金标准。
- 20世纪80~90年代，芳香化酶抑制剂（如来曲唑和阿那曲唑）在绝经后患者中表现出较好的疗效。
- 2015年后，针对细胞周期调控蛋白的靶向药物CDK4/6抑制剂（如哌柏西利）用于联合治疗HR阳性乳腺癌。

乳腺癌放射治疗

- 20世纪60年代，放射治疗开始用于保乳术后的局部控制，术后放射治疗成为早期乳腺癌治疗指南。
- 20世纪80年代，三维计算机的应用使放射治疗计划更精确。
- 20世纪90年代，出现部分乳腺放射治疗技术。
- 21世纪初，出现调强放射治疗（IMRT）和图像引导放射治疗（IGRT）。

术前放射治疗可助力缩小肿瘤和提高保乳率。另外，近年来通过加速放射治疗减少了治疗周期，提高了治疗的便利性。

乳腺癌靶向治疗

- 1998年，曲妥珠单抗成功应用于乳腺癌治疗，开创靶向治疗领域的先河，其创新点在于干预癌细胞内特定的生物学信号通路，针对性地抑制或阻断肿瘤生长。

- 2007年，小分子酪氨酸激酶抑制剂拉帕替尼被用于治疗HER2阳性转移性乳腺癌。

- 2012年后，帕妥珠单抗与曲妥珠单抗联合治疗方案被证明具有显著的临床获益；抗体偶联药物（TDM-1）将靶向药物与高活性细胞毒药物相结合，在新辅助靶向治疗未病理缓解的乳腺癌患者中获益。

当今，新型的靶向药物（如TDX-d、奥拉帕利）和组合治疗策略在不断研究、开发和发展中。

乳腺癌免疫治疗

- 近年来，崛起的程序性死亡受体1（PD-1）/程序性死亡配体1（PD-L1）抑制剂（如帕博利珠单抗）成为免疫治疗热点，通过激活患者免疫系统，杀死癌细胞，特别是对于具有肿瘤浸润淋巴细胞（TIL）或具有高度突变负荷的乳腺癌患者更有获益。

乳腺癌整合治疗

- 20世纪90年代以来，有科学试验依据的补充和替代治疗正成为乳腺癌治疗方案的一部分，将乳腺癌标准治疗（手术、放射治疗、化学治疗、靶向治疗、内分泌治疗等）与补充替代治疗（自然疗法、中医中草药、芳香运动疗法等）相结合。

大多数补充和替代治疗是整体医学模式，寻求身心共鸣的治疗理念。

- 从过往到现代，从单一手术到综合治疗，深入了解乳腺癌治疗历史，乳腺癌的诊治理念经历了深刻的变化。

- 当今各种治疗乳腺癌的方法，各有利弊，医患要求与疗效仍然存在很大差异。

- 求同存异，一路见证。

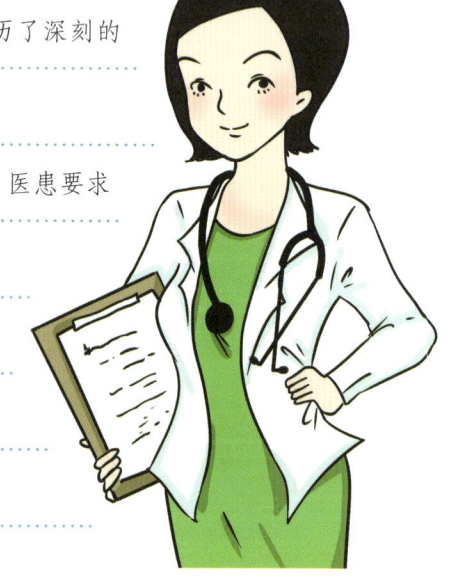

少即是多

汪洁

乳腺癌外科治疗之路

随着乳腺肿瘤学的研究和深入，乳腺超声、乳腺X线摄影和乳腺MRI等诊断技术的发展与应用，越来越多的早期乳腺癌被发现，也更多融入了综合治疗、个体化治疗和精准治疗的理念，大大提高了乳腺癌患者的治愈率和长期生存率。然而乳腺癌外科治疗仍然是当前首要且必不可少的治疗手段。

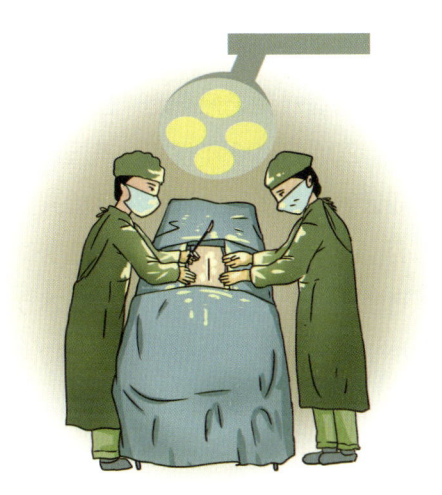

乳腺癌外科治疗百年进展

乳腺癌外科治疗经历了漫长的历史，最早可追溯到希腊医生莱昂尼德施行的以烙铁烧灼止血的乳房手术。在麻醉没有发明之前，乳腺癌的外科切除没有标准，外科医生一般使用外用药膏和内服药治疗乳腺癌患者，患者往往承受巨大的痛苦和死亡的威胁。1894年，美国医生哈尔斯泰德（Halsted）详细记录了他通过切除乳房组织、胸肌和腋窝淋巴结的乳腺癌根治术，被命名为"Halsted根治术"，成为乳腺癌外科治疗的标志。

至1949年，一部分根治术后的患者发生了胸骨旁的复发，由此提出了根治术合并内乳淋巴结清扫的乳腺癌扩大根治术。1950年，为提高患者生活质量和减少并发症，出现保留胸大肌和胸小肌的乳腺癌改良根治术Ⅰ式，以及保留胸大肌、切胸小肌的乳腺癌改良根治术Ⅱ式，一直沿用到1970年。

20世纪80年代，美国医生菲舍尔提出乳腺癌是一种全身性疾病，原发灶和区域淋巴结的处理方式都不影响患者的生存率，于是出现了乳腺癌保乳手术。手术中部分乳腺组织连同肿瘤切除，要求切缘病理检测无癌细胞，也就是切缘阴性。20世纪90年代初，美国医生朱利亚诺等开展了前哨淋巴结活检并成功应用，使60%~75%的腋淋巴结阴性患者免于淋巴结清扫术，这种手术创伤很小，倡导的是"少即是多（less is more）"的乳腺癌外科治疗的理念，进一步提高了乳腺癌患者的生活质量。

基于技术与功能的乳腺癌外科治疗

乳腺癌外科手术模式从"可耐受的最大手术"转变为"最小的有效治疗"，是分子基础上的个体化和综合化治疗乳腺癌理念的体现。不论采取何种手术方式，关键是如何在最好的治疗效果和最少的并发症之间权衡利弊。

越来越多的外科医生认同这样的观点，也越来越多地采用最小、最美观的外科技术，术式也趋向更精美、更优化，兼顾安全和美观的人性化发展，目的是最大限度保持乳腺癌患者的外观美丽，减小创伤，使更多的乳腺癌患者获益，在保证局部功能和生活质量的同时，进一步降低手术创伤并提高生存率。

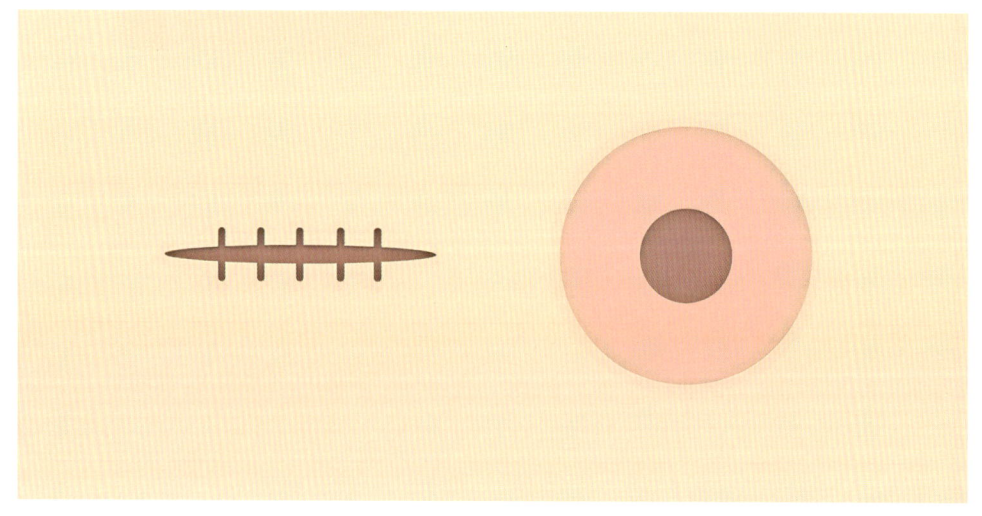

- 当代，在确保乳腺癌的综合治疗效果前提下，紧跟世界外科技术发展，拓展新技术和新理念，在保乳整复手术、微创乳房重建手术、腔镜和机器人辅助手术等技术方面正在融入世界外科学发展的滚滚洪流中。
- 这是基于技术与功能，集整形、重建、功能、微创、新型材料于一体的外科美学治疗，对乳腺癌外科手术美学也产生了积极的推动作用，也是乳腺外科医生未来需要继续探索的道路。

根治为先

乳腺癌多种外科手术治疗的个体选择

赵吉

> 乳腺癌是一种全身疾病,当乳腺癌被早期发现时,癌细胞还未转移扩散,外科医生或许可以一刀除疾。手术切除范围和手术方法的选择,根据癌症分期和患者的个体差异会有很大的不同,根据手术结合的多种治疗方式的选择也会有很大的不同。

可选择的乳腺癌外科手术方式

乳房部分切除术·也称为保乳手术。分为乳腺肿瘤切除术、乳腺象限切除术。

· 乳腺肿瘤切除术:仅切除肿瘤和周围部分乳腺组织,切除范围小,残留癌细胞的可能性较高。

· 乳腺象限切除术:是在肿瘤周围2~3厘米的安全范围,以乳头为中心,呈扇形的一个象限切除,切除范围大,残留癌细胞可能性更低,但乳房的外形发生改变。

对一些预后好、复发风险低的早中期乳腺癌来说,研究证实保乳术加放射治疗和全乳房切除术有相同的治疗效果。不仅改善美学结局,还与生存获益有关。

乳房切除术·切除患侧整个的乳腺组织,包括乳头、乳晕,保留乳房下的胸肌,适用于原位癌、微小癌及年迈体弱不宜做根治术者。

有时乳头、乳晕皮肤也被保留,称为皮下全乳腺切除术,该术式需要对血供、解剖、轮廓有精准判断,在确保肿瘤手术安全性的前提下,保证了重建乳房的美观。

乳腺癌改良根治术·切除患侧乳

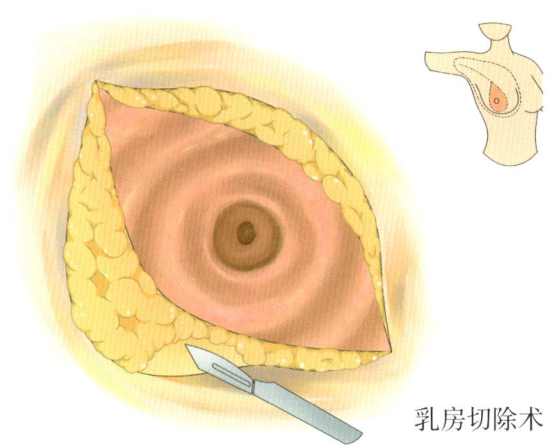

乳房切除术

房与患侧的腋下淋巴结,保留胸大肌和胸小肌。为了方便清扫胸大肌和胸小肌间淋巴结,有时只保留胸大肌,而切除胸小肌。保留胸大小肌的是 Auchincloss 手术,只保留胸小肌的是 Patey 手术。如同时做重建术,因为已经切除乳头、乳晕,会先再造乳房,之后再行乳头、乳晕的重建。

前哨淋巴结切除或腋窝淋巴结清扫。如果乳腺癌活检证明已扩散浸润至导管外,在施行乳房肿瘤切除和乳房切除同时需要淋巴结清扫。淋巴结是否有癌细胞预示着将来出现远端转移的危险性,是全身治疗的重要依据。前哨淋巴结活检是一种微创的手术方式,可以避免腋淋巴结清扫所引起的淋巴水肿。

乳房重建术。在乳房切除术和乳房肿瘤切除术后,有一部分患者选择重建乳房,乳房重建是重塑美丽的主要手段,常见的方式有植入物乳房重建、自体组织乳房重建和植入物联合自体组织重建。

重建可以与切除肿瘤的手术同时进行,称为即时重建(Ⅰ期重建);也可以在几个月至几年后进行,称为延时重建(Ⅱ期重建)。选择延时重建时,患者渡过了最易复发的时期,比较安心。有些女性决定不重建或选择假乳。

预防性乳房切除术。乳腺癌的高危人群为预防患乳腺癌的风险而选择切除乳房。

乳腺癌根治术和乳腺癌扩大根治术。乳腺癌根治术切除患侧乳房、患侧的腋下淋巴结与患侧的胸大肌和胸小肌。如果切除患侧的内乳淋巴结,则为"扩大根治术",已较少选择。

乳腺癌腔镜手术。腔镜下乳腺癌保乳手术、腔镜下重建手术(Ⅰ期假体植入术、自体皮瓣移植、大网膜填充成形)及达·芬奇机器人等手术,使乳腺癌外科手术更趋向微创和精准,但尚无证据证明腔镜手术具有可以完全替代开放手术的优势。

- 随着多学科协作模式的展开及微创理念的发展，腔镜技术、美容手术、整形手术与外科手术的结合，已经渗透到乳腺癌外科治疗的各个方面。
- 根治为先的乳腺外科技术，推崇的是在尽可能切除肿瘤的同时，选择创伤小、人性化功能保留、并发症少和美观度好的手术方式，这是当今乳腺癌外科手术治疗的个体化选择理念。

整形之策

汪洁

改善外形和功能的乳房整形手术

乳房的大小和形状是多种多样的，并且这种多样性与乳房的功能和健康没有显著关系，都是自然的美。谈及乳房整形手术，大多数人知道的是隆乳术。但乳房整形不仅仅是隆乳，乳房整形是通过手术改善乳房的形态和功能。平胸、巨乳症、大小胸、乳头内陷、胸部下垂、胸部外扩、副乳等乳房异常情况，都属于乳房整形的手术范围。部分隆胸术后的女性在身体健康、乳房外形、社交生活、自信自尊和性功能等方面都有所改善。

由小变大：隆乳术

隆乳手术是对不发育或发育不良的小乳房进行变大的一种手术。通过植入乳房假体或移植自身组织，从而改善乳房大小、形态的技术。目前隆乳手术主要是假体隆乳、自体脂肪注射隆乳和假体联合自体脂肪注射隆乳。

假体隆乳 是通过将假体经腋下、下皱襞切口或乳晕切口植入胸大肌或乳腺组织下方以达到丰胸目的。其中假体材料包括以下几类。

· 凝胶型：外层为硅橡胶囊，内注硅凝胶。

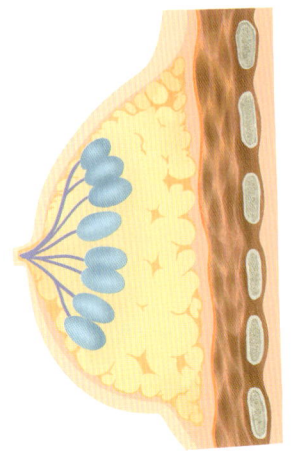
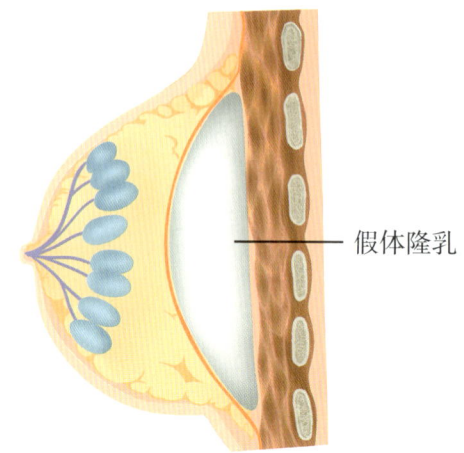

假体隆乳

- 盐水型：外层硅橡胶囊，内注生理盐水。
- 囊壁泡沫型：硅橡胶囊壁外覆盖一层多聚氨酯泡沫，内注硅凝胶。
- 双囊型：2个硅橡胶囊重叠放置，外囊充注生理盐水，内囊充注硅凝胶。假体是按照人体胸部组织来模拟的，手感很接近人体触感。

自体脂肪隆乳：是指吸出自身腰、腹、大腿等部位多余脂肪，专业化处理后将完整的脂肪细胞颗粒注射到需要填充、塑形的身体部位。其优点主要体现在自身来源组织，不会产生免疫及排斥反应，操作简单、创伤小，并且术后乳房外观自然、手感真实，具有"隆乳"和"瘦身"双重效果。

假体联合自体脂肪注射隆乳首先从患者其他部位抽取脂肪并将其注入乳房组织中，增加体积和改善轮廓。在脂肪移植后植入硅胶假体来进一步增加乳房的体积。

由大变小：缩乳手术

部分女性因乳腺发育过大（即巨乳症）而苦恼，巨乳症又称乳房肥大、巨乳房，指女性乳房过度发育（含腺体及脂肪结缔组织过度增生）导致体积超过正常人群。因巨乳症会给女性带来精神上和生活上的影响，故通过乳房缩小成形术又称"缩乳手术"，来移除乳房的部分脂肪组织、乳腺组织、松弛的乳房皮肤，且将下垂、移位的乳头恢复至理想位置，可达到缩小乳房体积的目的。

由丑变美：乳头乳晕整形术

乳头、乳晕为乳房的点睛之笔，先天性发育畸形、外伤或后天性的原因导致乳头内陷或肥大及乳晕缺失或过大，在一定程度会造成女性自卑的负面情绪。

乳头内陷·指乳头低于乳晕平面，严重者表现为"火山口"样畸形。可采用物理牵拉、吸引疗法、乳头内陷矫正术等方法。

乳头肥大·中国女性正常乳头直径为 8~12 毫米，高度 10 毫米，大于此值即为乳头肥大。对于乳头肥大可以通过乳头缩小术缩小肥大的乳头改善外观。

乳晕过大·美观的乳晕直径为 3~5 厘米，超出这一标准为乳晕过大。用乳晕缩小术将乳晕缩小到满意的大小。乳晕缺失或过小可通过皮瓣法、皮片移植法、文身法进行再造。

- 近年来，以假体为基础的乳房整形术蓬勃发展，然而隆乳还是有风险的。
- 乳房假体植入后发生乳房相关肿瘤也日益多发，如纤维瘤病、假体相关性间变性大细胞淋巴瘤及乳腺癌。
- 建议女性选择时需慎之又慎，一定要选择正规医院，听从有经验的整形外科医生的建议，谨慎选择。

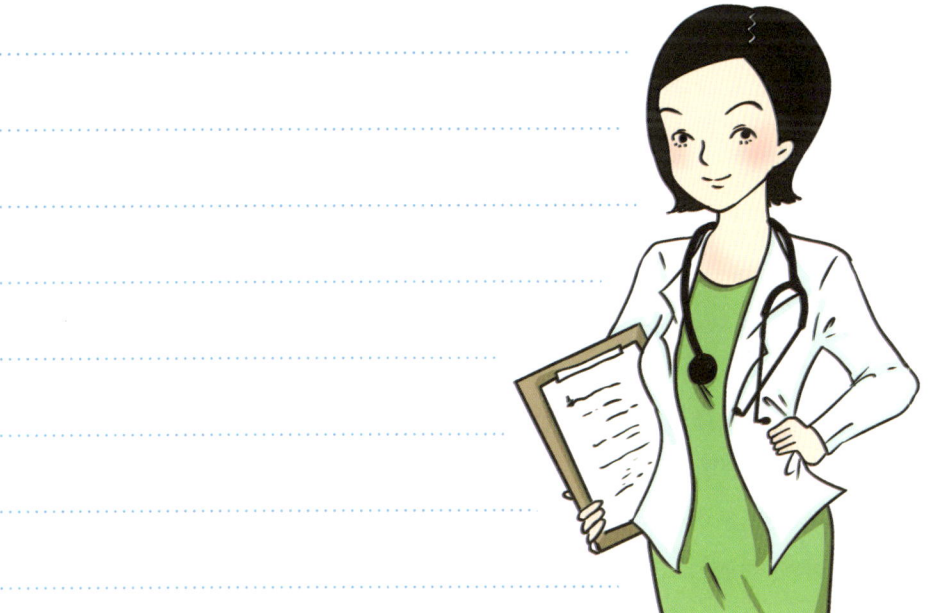

前路漫漫

汪洁

乳腺癌术后乳房缺失与重建现状

乳房全部或部分切除手术是乳腺癌的主要治疗手段。相较于欧美，我国女性乳房较小，适合保乳手术患者的比例也明显低于国外，易造成术后乳房缺失。乳房重建术是指将假体植入或自体组织植入缺失的乳房组织部位，使其接近恢复至原来的形态，在提高术后生活质量及心理满意度、降低心理残缺感等方面发挥重要作用。

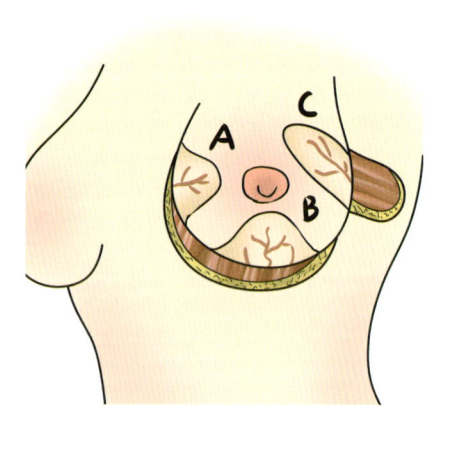

乳房重建的发展历史及现状

"当缺损被正常皮肤或重建组织覆盖时，不仅潜在的复发风险被隐藏，被转移的皮瓣及其从远处带来的淋巴通道也有助于癌症播散"，1882年哈尔斯泰德的这一观点对乳腺癌重建手术产生了深远的负面影响。直至20世纪70年代末，乳房重建的肿瘤学安全性才得以证实，并在之后重建手术迅速发展。2015年，美国乳腺癌患者术后即刻重建率就已超过50%，但我国仍长期处于较低水平，超过 80% 医院的乳房重建手术比例在 10% 以下，其中接近 50% 医院甚至不足 5%。

乳房重建时机的选择

乳房重建手术时机可以分为即刻重建、延期重建和延期-即刻重建。

- 即刻重建是指在切除肿瘤的同时完成乳房重建手术。即刻重建的乳房组织顺应性好，可以最大限度地保留乳腺美学元素，达到最佳的美学效果。
- 延期重建是在乳腺癌切除术后一段时间（术后 1 年或放射治疗后半年至 1 年）再行乳房重建手术，可避免放射治疗对重建乳房的不利影响。
- 延期-即刻重建即扩张器-假体置换二步法，先通过植入组织扩张器，经扩张器注水扩张，再行二期手术更换假体，其适应证较广，应用率远高于一步法，更适合需要辅助放射治疗或延期重建的患者。

乳房全部或部分切除后重建

在保乳手术中，我们可以通过剩余乳腺组织转移来填补肿瘤被切除后留下的缺损，来达到双侧乳房对称性的大致满意。乳房全切术后的重建则必须借助假体或自体皮瓣填充才能完成。

假体植入 · 是指把装有生理盐水和（或）硅凝胶的囊体植入乳房皮肤和乳房肌肉下。在保留乳房皮肤的全乳房切除术后，可以一期植入假体。在不保留乳头、乳晕和皮肤的全乳房切除术，假体植入之前，会先使用皮肤扩张器埋置于乳房皮肤下方，扩张和延伸皮肤肌肉，3 个月内，每隔 2~3 周对扩张器容量进行扩充，直到形成足够的腔隙后，再植入假体。

自体皮瓣重建术 · 使用的是自己身体的组织，称为"自体皮瓣"，包括游离皮瓣和带蒂皮瓣，常用的自体皮瓣类型包括：背阔肌肌蒂皮瓣、腹壁下动脉穿支皮瓣、横位腹直肌肌皮瓣及臀部动脉穿支皮瓣。

假体和自体皮瓣共用重建 · 即乳房重建同时运用假体植入和自体皮瓣移植。通常是自体皮瓣组织体积不足时，使用假体植入，有助于更好地重塑乳房。在任何乳房重建术中，可能需要对另一个正常的乳房进行重塑手术，使之与重建乳房在大小和形状上对称。乳房重建手术是一个系统工程，有时甚至需多次修整才能达到理想的效果。除假体和自体组织的转移填充外，其他的手术方式包括对侧乳房的缩乳成形、乳房提升、隆乳及乳头乳晕重建，均是提升双乳对称度的可选方式。

自体皮瓣乳房重建术

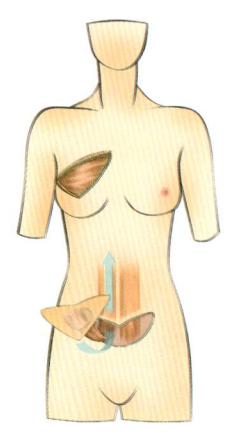
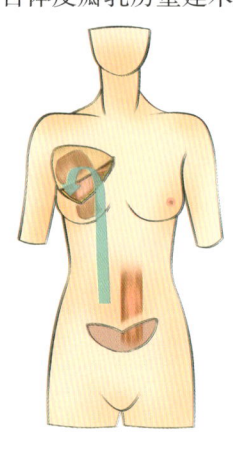
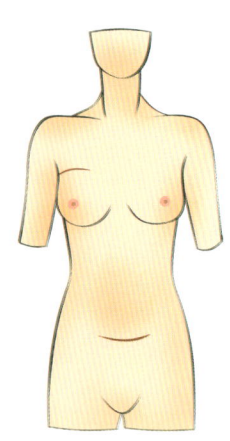

- 为接受乳房切除术女性提供乳房重建手术的选择很有必要，可同时弥补患者生理上和心理上的缺失。

- 然而目前虽然技术已经非常成熟，但由于医患认识及沟通不足、患者的经济水平及教育程度等因素制约了我国此项技术的大规模开展，前路漫漫，其修远兮。

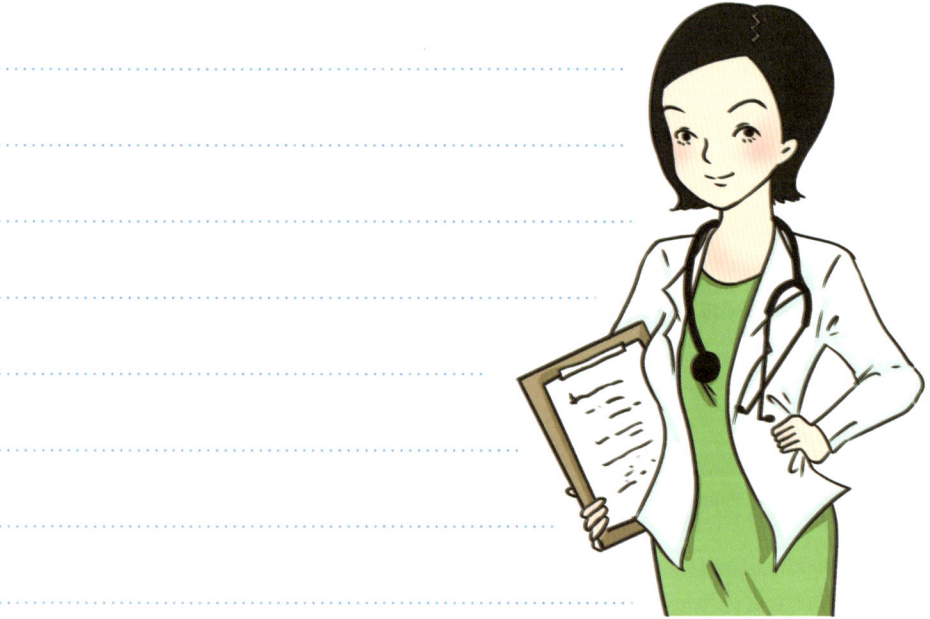

中西合璧

陈莉莉　赵吉

中西医结合共治乳腺癌

当乳腺癌患者被诊断后，会出现一连串的未知问题。患者因而出现恐惧、焦虑的情绪，而后通过各种途径了解中西医诊治方法及各种自然疗法等，在未经过充分思考，就迅速盲目地选择某种治疗方法。部分早期癌症患者迷信所谓的中医秘方和偏方治疗，夸大现代西医治疗的副作用，拒绝合理的手术、化学治疗或放射治疗，最终延误治疗，抗癌之路走偏了。另一部分患者仅相信现代西医的治疗，忽略精神饮食的调理，并认为中医药治疗不能缩小肿瘤而放弃合理的中医治疗带来的益处。

而以整体观和辨证论治为核心的传统中医药与现代医学乳腺癌的精准医疗相结合，可以发挥中医和西医各自的优势，扬长避短，协同作战，以达到恢复乳腺癌患者的机体正气、减少疾病复发、提高患者生活质量的目的。中医药在乳腺癌治疗中扮演了重要的角色。

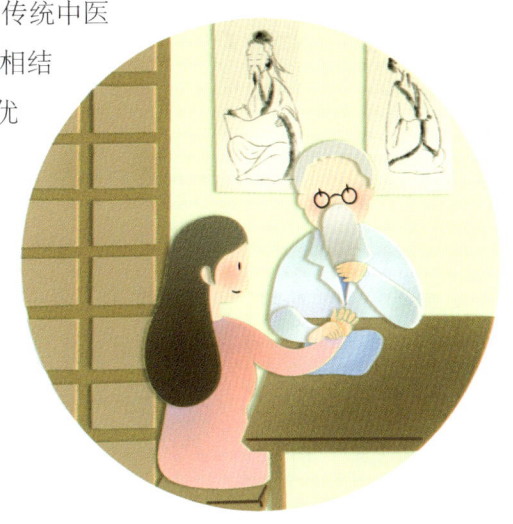

中医称乳腺癌为"乳岩""乳石痈""妒乳""石榴翻花发"等。顾名思义,乳腺癌的特点是乳房肿块质地坚硬、凹凸不平、边界不清、推之不移、按之不痛等,如《普济方》所云:"初结如桃核,渐次浸长至如拳如椀,坚硬如石,数年不愈,将来溃破,则如开石榴之状,又反状外皮,名审花奶。"本病的发生与肝、脾、冲脉、任脉关系密切,正虚为致病之本,气滞、血瘀、痰湿为本病之标;所以"扶正祛邪"贯穿乳腺癌治疗的始终。

将现代医学精准治疗的理念融入中医的临床实践中,实现患者的"个体化"治疗。中西医结合治疗乳腺癌,多采取分型和分阶段的治疗方式。

急病期,中医防护治疗 以扶正为主。采用中药汤剂 ± 口服中成药 ± 中药注射剂等方法,减轻手术、放射治疗、化学治疗、内分泌治疗、靶向治疗等治疗手段引起的不良反应,改善症状,促进机体功能恢复。适用于围手术期,或与放射治疗、化学治疗、内分泌治疗、靶向治疗等治疗手段同步。

早期康复期,中医巩固治疗 放射治疗、化学治疗及手术后患者表现出"正虚邪衰"的证候时,宜益气养血、健脾益肾佐以祛邪抗癌的方药。采用中药汤剂 ± 口服中成药 ± 中药注射剂等方法,改善人体微环境,增强人体免疫力,防止肿瘤复发、转移。适用于手术后无需辅助治疗或已完成辅助治疗的患者。3个月为1个治疗周期。

晚期维持期,中医支持治疗 晚期患者由于病邪日久、精血耗伤,多呈"正气衰败"的恶病质状态,宜以"扶正培本、调理脏腑"为主。采用中药汤剂 ± 口服中成药 ± 中药注射剂等方法,抑制肿瘤生长,减轻症状,提高生存质量,延长生存时间。中医支持

- 在具体治疗过程中,常需根据病情配合益气养阴、扶助正气、活血化瘀、软坚散结类等中药。此外,也可采用中医外治法,正所谓"外治之法即内治之法",中医热熨、贴敷、耳穴、艾灸、针灸、推拿等,可作用于局部,也可作用于穴位上。如乳腺癌术后上肢淋巴水肿,可通过针刺及灸法刺激腧穴达到活血化瘀、疏通经络的目的;如放射治疗、化学治疗导致的手足皮肤不良反应,可使用中药外用熏洗;如耳穴呕吐明显者,可使用耳穴压豆疏肝理气和胃降逆等。

治疗适用于不适合或不接受手术治疗、放射治疗、化学治疗、内分泌治疗、靶向治疗的患者，一般2个月为1个治疗周期。

- 目前，早期乳腺癌手术治疗生存率高，中晚期乳腺癌手术治疗不理想，后者常需连续化学治疗。
- 现代医学治疗以清除癌细胞为主，中医治疗以提高患者免疫力、减轻放射治疗和化学治疗毒副作用、提高生活质量、增强治疗信心保障现代医学顺利完成治疗为主。
- 西医规范精准，中医博大精深，在抗击乳腺癌的战线上，中西医结合，各自发挥着不同的作用。

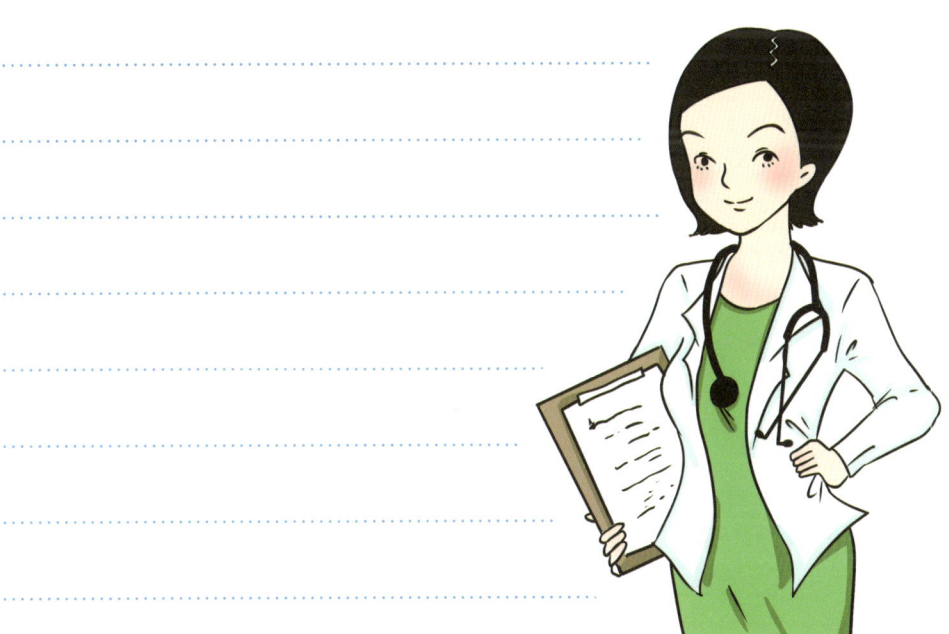

时空错位

赵吉 汪洁

乳腺癌的异质性及新挑战

乳腺癌作为一种恶性肿瘤疾病,异质性是其非常重要的生物学特性。异质性的先决条件之一,在于克隆进化,虽然大部分肿瘤可能从单一克隆发展而来,但是恶性肿瘤在经历生长过程中的多次分裂增殖后,遗传上还是不稳定的,这就是所谓的"异质性"。由于遗传的异质性导致蛋白质的表达差异很大,换句话说,就是乳腺癌肿瘤细胞的祖辈和子孙辈肿瘤细胞成分不一,无论在组织形态、免疫表型、生物学行为,还是治疗反应上,都存在着一定的差异。

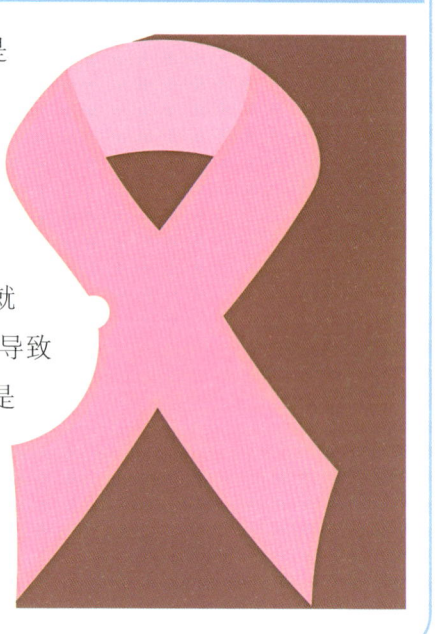

乳腺癌异质性的时空概念

尽管多数研究认为乳腺癌为单克隆起源,但由于从正常上皮细胞开始到出现临床转移这一发生与发展的过程中,经历了多步骤和多分子改变,从而引起时间异质性和空间异质性。

时间异质性·是指在肿瘤发展过程中,原发灶的肿瘤细胞在人体生长发育或治疗的不同时间段内存在差异,或复发灶和原发灶存在分子分型和生物学行为的差异，肿瘤的恶化程度发生改变。

空间异质性 是指不同肿瘤在同一人体中表现不同，也可能是同一肿瘤在不同组织部位细胞之间的差异。对于一个乳腺癌原发灶，不同时期的分子背景不同，可能既有激素受体阳性的癌细胞，也有激素受体阴性的癌细胞；既有人表皮生长因子受体2（HER2）阳性的癌细胞，也有HER2阴性的癌细胞；既有对治疗敏感的癌细胞，也有耐药的癌细胞。另外，乳腺癌原发灶和转移灶的分子背景也可能不一样，导致恶化程度可能不同。

异质性是肿瘤侵袭转移和耐药的原因之一

异质性是造成肿瘤对同一种药物不同反应的核心原因之一。同样一种靶向药物，有的肿瘤细胞被杀死，有的肿瘤细胞则适应、生存并形成优势克隆。这也在一定程度上解释了临床治疗中的耐药现象。乳腺癌辅助治疗或晚期多线治疗中，有些患者能够实现肿瘤持续缩小或控制，而有些则在短暂的缓解后进展。因此，异质性使得靶向治疗并非手术之外的不二之选，应当采用多种方法结合的综合模式治疗乳腺癌。采用靶向治疗时，必须同时确定肿瘤所有可能的变异类型并对其进行治疗。若只针对一种类型治疗，或者对大部分患者用相似的方案治疗，往往可能是徒劳的。

异质性是乳腺癌个性化治疗的极大挑战

正因为乳腺癌异质性的特性，发病

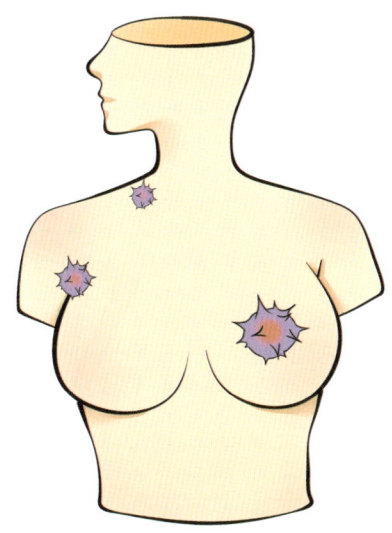

年龄、临床特征、肿瘤分子分型、恶性程度及预后等方面各不相同,使得同一肿瘤在不同个体和不同部位的治疗受到影响,在不同治疗阶段的效果也不同。可能某种治疗起初特别有效,但后续在单一治疗过程中,肿瘤却发生进一步进展。这对临床医生提出了很大的挑战。

- 当前,乳腺癌的治疗早已进入了分子分型时代,治疗决策很大程度上依赖于分子分型结果。

- 乳腺癌异质性的存在,可能导致对分子分型判断的不准确,进而引起治疗决策的不同。

- 因此,临床医生对乳腺癌的异质性要有充分的认识,个体化治疗不仅仅依靠简单的分子分型机械地用药,而是要考虑肿瘤的动态变化,及时根据临床病理检查和新型检测技术来调整治疗方案。

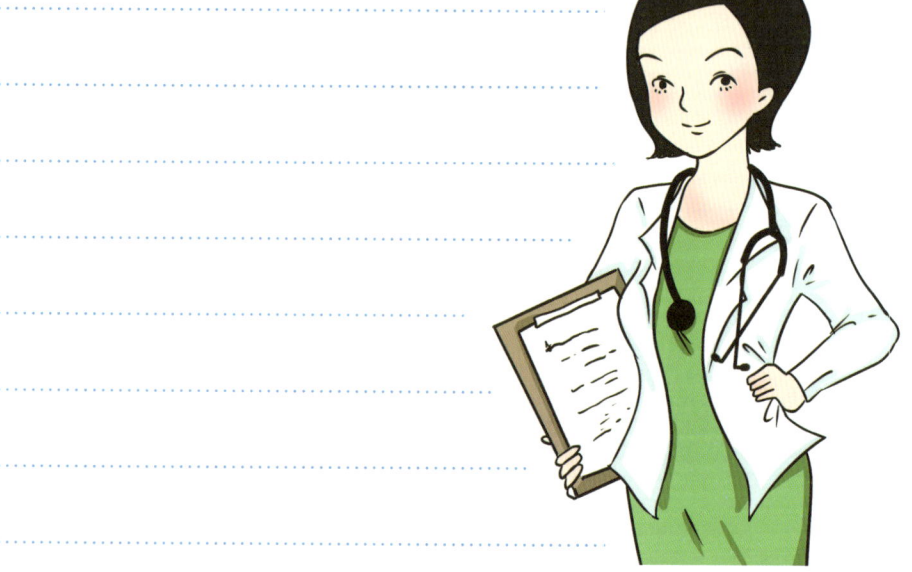

带癌生存

张剑军　汪洁

乳腺癌复发和中晚期患者的必修课

乳腺癌患者经过手术、化学治疗、放射治疗等综合治疗后，癌症常见的症状（如发热、出血、癌痛、咳嗽、食欲缺乏、体重下降等）消失，瘤肿局部缩小，癌细胞暂停扩散，患者病情稳定并趋于好转，可独立工作和生活。换言之，机体抑制肿瘤的能力胜于肿瘤扩散的能力，癌细胞处于"静止"或"休眠"状态，但癌细胞并没有被消灭，只是患者处于类似临床治愈的生存状态，即"带癌生存"状态。带癌的患者也能长期生存，并有很好的生活质量。

"带癌生存"必修课

不是所有的乳腺癌患者可以完全治愈，只有一部分早期乳腺癌患者有治愈的希望。早期乳腺癌复发和中晚期的乳腺癌患者，癌细胞长期存在于体内，却不致命，成为一种慢性疾病。当患者的体内还存在癌细胞，患者再次体会癌"卷土重来"的滋味，始终是莫大的打击。因为无法精确预测任何乳腺癌的患病过程，而癌的转移和存留更是不可预测，患者可能不再信赖自己的身体，也可能怀疑医生之前的治疗和努力。所以于患者而言，尝试"带癌生存"是必修课之一。

医生正努力寻求让癌症"沉睡"及让机体和癌症可以和平共处的治疗方法。让患者了解乳腺癌的不同治疗方案，清楚"与癌共存"的正常状态，给患者提供更多的抗癌手段选择。让患者以"带癌生存"的状态怀抱梦想与希望，活得轻松和无畏，抚平患者和家属的不安情绪，也是从事乳腺癌治疗医生的必修课之一。

"带癌生存"的治疗手段

带癌生存并不是盲目的不治疗，而是有条件的，一般"带癌生存"依靠全身有效的抗肿瘤治疗（非局部治疗）方能实现。中晚期乳腺癌患者即使出现肺转移致胸腔积液、肝转移低蛋白血症致腹水、骨转移骨痛或脑转移认知障碍等情况，如能及时进行全身有效的抗肿瘤综合治疗，大部分患者仍可获得长期的带癌生存。

- 若癌发生于乳房或区域淋巴结，做广泛的切除手术及放射治疗。
- 使用副作用较小的化学治疗药物以抗癌。
- 放射治疗对局部残存的癌细胞、骨转移、脑转移等效果显著且伤害小。
- 激素受体阳性乳腺癌患者通过抗激素药物治疗，有较长的生存期。
- 靶向治疗用于手术、放射治疗和化学治疗后的人表皮生长因子受体2（HER2）阳性的乳腺癌的辅助治疗，可降低复发风险，不良反应轻。
- 利用免疫治疗杀死癌细胞，预防癌转移。
- 通过热疗法让肿瘤内部消融而消失，协同放射治疗和化学治疗，可使治疗效果提高10倍以上。
- 中医的扶正攻邪控制癌症，可缓解患者痛苦，改善生活质量，延长患者存活时间。
- 其他的自然疗法、运动、音乐、冥想、药膳、营养、压力管理等可减轻焦虑和压力，提高生命质量。

"带癌生存"的生活方式

即使患者乳腺癌已是中晚期，在癌症没有发展到相当严重的程度之前，还是可以选择比较好的生活状态，长期与癌症共处。找可信赖的朋友敞开心扉，把心理障碍或恐惧说出来，释放不良情绪；通过尝试新鲜事来转移自己对癌症的关注；保持乐观的状态，参加轻松的工作，做一些力所能及的家务；关注疾病变化，均衡饮食，适当锻炼，提升身体的免疫力。

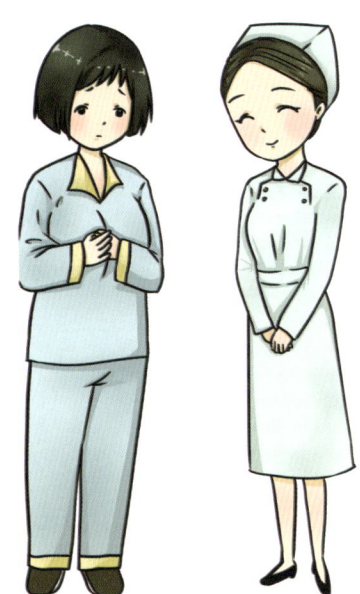

- 有医者论述"癌就像生命的溪流流向大海的过程中夹带的泥沙而形成的淤积"，而即使有淤积，即使暂时冲不垮淤积，溪流也能绕过它，继续流向大海。
- "溪流之淤积"等同于"机体之癌变"。当癌袭来，生命一如既往。

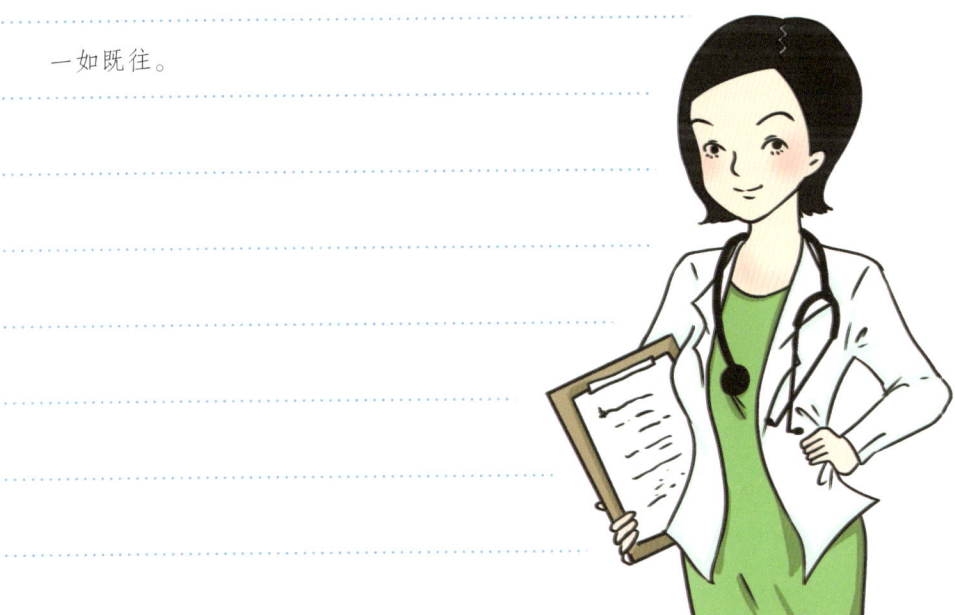

深藏不露

赵吉

隐匿的乳腺癌副肿瘤综合征

乳腺癌患者主要的临床表现包括乳房局部癌性肿块、出血或溃烂,以及腋窝淋巴结转移、远处脏器转移等。除此以外,还会出现一些内分泌、神经、消化、造血、骨关节、肾脏及皮肤等系统的病变症状,可以累及全身,这是由肿瘤产物异常的免疫反应,或其他不明原因而产生的与原发肿瘤,或转移病灶没有直接关系的症状和体征,称"副癌综合征",又名"副肿瘤综合征"。

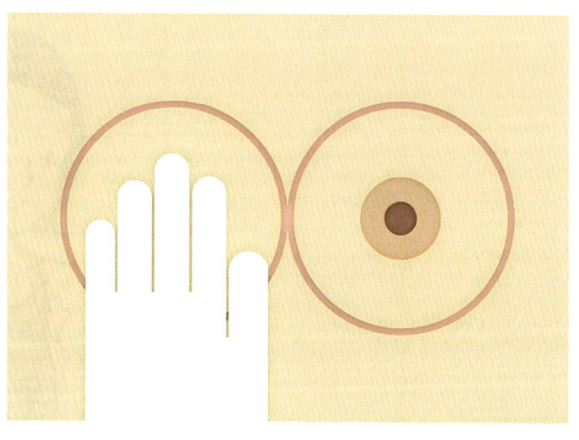

隐匿的副肿瘤综合征

关于"副肿瘤综合征"的发病机制尚不明确,可能与肿瘤本身产生一些具有生物活性的物质经血液流向相应器官有关,也可能是肿瘤的自身免疫所致。其可能是某些恶性肿瘤的首发症状，一般与肿瘤进程平行发展，在肿瘤经手术治疗、放射治疗、化学治疗后退缩或消灭时，可随之好转或消失。近一半的患者在肿瘤早期即可出现，临床表现并不典型，需进一步诊断，可及时发现隐匿的肿瘤。同时，已确诊肿瘤患者出现此类症状，应考虑"副肿瘤综合征"的可能，以免造成误诊。

乳腺癌副肿瘤综合征的常见类型

常见的副肿瘤综合征有肿瘤导致的内分泌功能紊乱的"内分泌副肿瘤综合征"，包括库欣综合征、异常抗利尿激素分泌综合征、低血糖症、高血钙症及促性腺激素综合征等；由肿瘤直接或间接造成皮肤损害的"皮肤副肿瘤性副肿瘤综合征"（如皮肌炎）；引起异质性神经系统异常表现的"神经系统副肿瘤综合征"等。

- 内分泌副肿瘤综合征以内分泌功能紊乱为表现，通常由肿瘤分泌的各种激素作用于相关的靶器官并产生异常的表现。中年以上的患者突发皮肌炎，需仔细检查有无肿瘤的存在。皮肌炎往往在肿瘤诊断之前出现，当肿瘤得到有效控制后，皮肌炎表现会很快消失。合并恶性肿瘤是皮肌炎患者的主要死因之一，严重影响患者预后。
- 神经系统副肿瘤综合征为一组异质性神经系统异常表现，与肿瘤转移、代谢紊乱、营养缺乏、感染、凝血障碍或肿瘤治疗毒副作用无关，可影响从大脑皮质到神经肌肉连接及肌肉系统的任何部分，可能损伤其中一部分（如突触前类胆碱能连接）或大部分（如脑脊髓炎）。肿瘤性发热，应与感染性发热鉴别；贫血、红细胞增多、粒细胞增多等，肿瘤被控制后，相关症状得到改善。

乳腺癌副肿瘤综合征的诊治

根据患者的临床表现和明确癌症的病理诊断，可诊断"副肿瘤综合征"，在对患者的原发病抗肿瘤治疗的同时，应对症支持治疗，可通过控制相关症状，减轻患者痛苦，提高生存质量。副肿瘤综合征相关蛋白质检测可能作为癌症患者的疗效评价及进展的相关肿瘤指标，嘱患者定期复查，以便及时了解患者的用药效果，当出现药物不良反应时，应及时对药物进行调整。

- 大多数乳腺癌患者可长期生存,如果在诊治前后伴有"副肿瘤综合征",鼓励患者要做好长期治疗的准备,避免恐慌悲观情绪,注意营养补充,增强机体对疾病的抵抗能力。
- 多与医生、护士、家人和患友沟通,获得支持,树立信心,战胜乳腺癌。

消肿止损

陈丽萍　汪洁

乳腺癌治疗相关上肢功能损伤的综合防治

乳腺癌治疗包括手术治疗、化学治疗、放射治疗、内分泌治疗等，各种并发症也伴随着乳腺癌的治疗而产生。其中较严重的并发症之一是乳腺癌手术相关的上肢淋巴水肿，以及可能发生的肩和手臂活动障碍，常发生于术后3个月至3年。

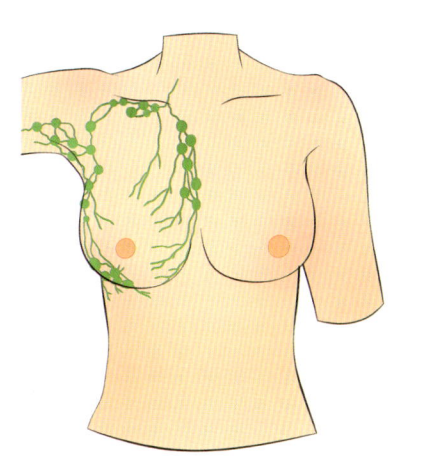

渐进的淋巴水肿

为消除已转移至患者腋部淋巴结的癌细胞，乳腺癌手术会切除2个或3个淋巴结（即行前哨淋巴结活检，SLNB），或更多（10~40个）淋巴结（即行腋窝淋巴结清扫，ALND）。

手术中切除淋巴结或切断淋巴管、手术切口延迟愈合，以及感染积液和术后接受放射治疗等，都会对淋巴系统的正常循环造成影响，使淋巴运输能力降低或淋巴负荷增加，从而导致患侧上肢淋巴水肿。

淋巴水肿往往有一个渐进的过程，

起始阶段发展缓慢,轻者出现患肢水肿,而严重者会导致水肿反复感染,影响生活质量。

当出现一段时间的轻度水肿症状后,中度至重度的水肿出现风险变得更大,渐趋于进展和加重。

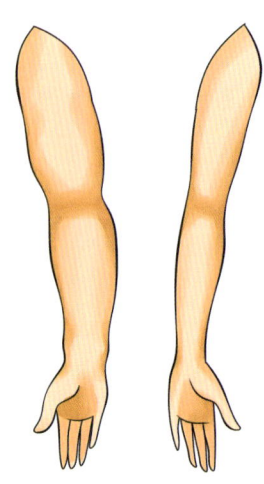

根据国际淋巴学会指南,淋巴水肿可分为四个阶段。

- 0阶段(潜伏期):手臂、手或上身没有明显的变化,但可能有感觉的异常,如轻微的刺痛、异常的疲倦或轻微的沉重感。
- Ⅰ阶段(轻度):液体开始积聚,手臂、手、躯干、乳房或其他区域轻微肿胀,皮肤会出现凹陷性水肿,当举起手臂时,肿胀消退。该期淋巴水肿是可逆的,因为皮肤和组织没有受到永久性损伤。
- Ⅱ阶段(中度):受影响的部位更加肿胀,抬升手臂时肿胀不消失,皮肤出现非凹陷性水肿、炎症、硬化或增厚。该期淋巴水肿可通过治疗来控制,但皮肤和组织损伤不能逆转。
- Ⅲ阶段(重度):是最晚期的阶段,在乳腺癌患者中相对较少出现。此时患肢或患部区域肿大变形,皮肤呈皮革状皱褶外观。

肩关节损伤十分常见

肩关节是指上肢与躯干连接的部分,包括臂上部、腋窝、胸前区及肩胛骨所在的背部区域,由肩胛骨关节盂和肱骨头构成,属球窝关节,是上肢最大、最灵活的关节。

肩关节活动障碍主要包括肩关节活动受限(如腋网综合征)、肌力下降、上肢感觉及精细运动能力减退等,与术后胸大肌和胸小肌功能代偿不全,术中胸背、胸长和肋间臂神经损伤、淋巴回流系统受损、放射治疗致靶区静脉闭塞、伤口愈合不良和瘢痕愈合、关节挛缩，以及术后不适当的功能锻炼有关。

化学治疗引起的上肢损伤也要警惕

乳腺癌患者术后的化学治疗除了带来骨髓抑制、胃肠道反应、脱发、肝肾功能损伤、神经毒性、过敏反应等不良反应以外，也会带来上肢损伤。患者会出现手足麻木和疼痛、指甲变色、起水疱、皮肤红斑、脱皮等症状。

若输液过程中出现注射部位灼痛、刺痛、红斑、肿胀或硬结、无回血、输液速度减慢或停止，给药过程中感觉到阻力等，要警惕是否有化学治疗药物外渗致上肢静脉损害。

- 预防上肢功能损伤最重要的是选择适宜的术式、避免手术对淋巴通路的损伤和严格掌握放射治疗的适应证和禁忌证。其他包括避免患肢剧烈锻炼和过度用力、保持术侧皮肤清洁、避免术后患肢感染损伤、避免患侧上肢长时间处于下垂位置和负重、患肢不做有创操作和避免蚊虫叮咬。

- 对于发疱性、刺激性强的药物，中心静脉导管给药、经外周静脉置入中心静脉导管（PICC）和静脉输液港植入是避免药物外渗较好的选择。

- 治疗可通过循序渐进的手臂锻炼改善手和肩关节功能、绷带加压包扎和手法淋巴引流等物理疗法以增加或促进淋巴液和组织间液的回流，必要时辅以药物和手术治疗来改善淋巴循环。

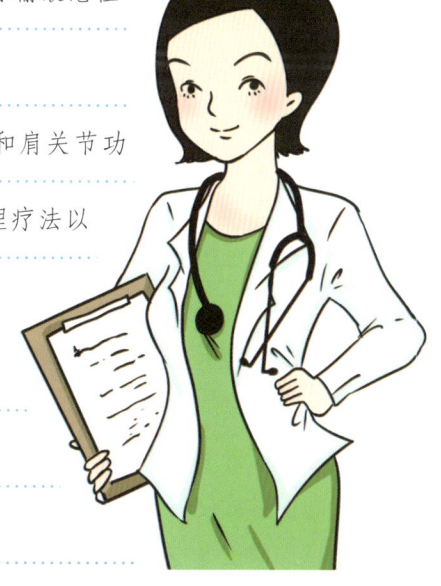

生命之港

田宝星

完全植入式静脉输液港的应用与维护

乳腺癌患者经手术治疗后，大部分需进入化学治疗阶段。化学治疗是有效的抗癌手段，也不可避免地带给患者药物的副作用。化学治疗药物包含发疱性药物和刺激性药物，一般需静脉输注。如果静脉输注出现渗漏，会引起注射部位或沿静脉的疼痛、灼烧感、红疹、硬化和色素沉着等，导致严重的持续性的组织炎症反应、损伤和坏死。因此，推荐静脉输液港和经外周静脉穿刺中心静脉置管输注替代外周静脉途径给药。

完全植入式静脉输液港

完全植入式输液港（IVAP），是一种埋入体内供长期输液的小型装置，为适用范围广的静脉输液方式。它可以在多种治疗中使用，也称为看不见的"生命之港"。输液港可用于采集血标本、输血、化学治疗药物的输注，也可有效防止化学治疗药物外渗等原因造成的不良反应，为恶性肿瘤化学治疗和长期慢性疾病患者输液提供便捷安全的静脉输注

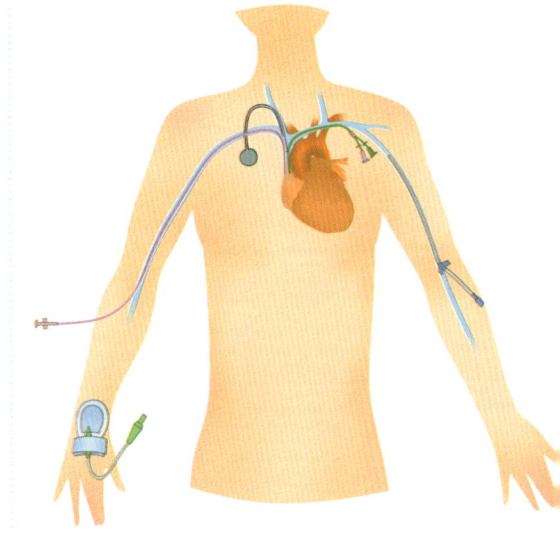

方式，它还可以用于营养素输注和输血等。

静脉输液港的优缺点

相较于其他静脉输液置管工具，静脉输液港完全植于皮下，需行局部小手术植入和取出。适用于需长期或重复静脉输注抗肿瘤药物的乳腺癌患者，还可用于输注胃肠外营养液、输血和静脉采血。相对于其他静脉输液工具，具有更低的感染、血栓、堵塞等发生率，同时具有更长的维护间期，非治疗期每四周维护冲洗1次，可长期留置，不影响患者大部分的日常活动（如洗澡、游泳、跑步、简单家务等），生活质量明显提高。

输液工具	留置时间	通路类型	维护	日常生活
经深静脉植入中心静脉导管	14天	中心静脉	至少每3日换药	受限
经外周静脉置入中心静脉导管	<1年	中心静脉	7天更换敷料、冲管	受限
静脉输液港	至少1年	中心静脉	7天更换无损针，每4周维护一次	几乎不受限

静脉输液港护理和维护要点

在使用静脉输液港过程中，正确的护理和维护非常重要。措施包括：每次输液前要彻底清洁港口周围的皮肤，确保消毒彻底；在使用港口之前，先检查输液港是否畅通；如果注意到任何与输液港相关的问题（如局部红肿、疼痛、脓肿、皮肤破损或发热等），请立即联系医生或护士。

尽管静脉输液港是一种方便快捷、可减少静脉损伤和感染的静脉输液方式，且比传统的静脉输液方法更安全，但切记正确的护理和维护是确保静脉输液港安全使用的关键，为乳腺癌患者在整个治疗过程中提供更好的治疗体验，真正成为患者的"生命之港"。

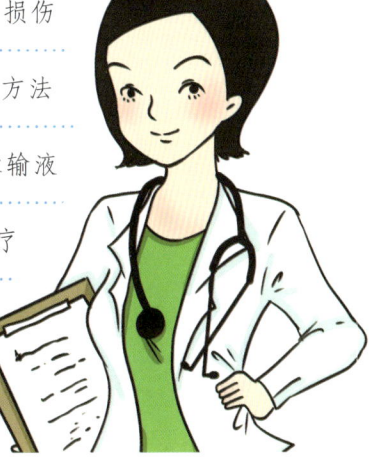

妇乳之间

邱夏 丘瑾

乳腺癌治疗中伴随的妇科问题

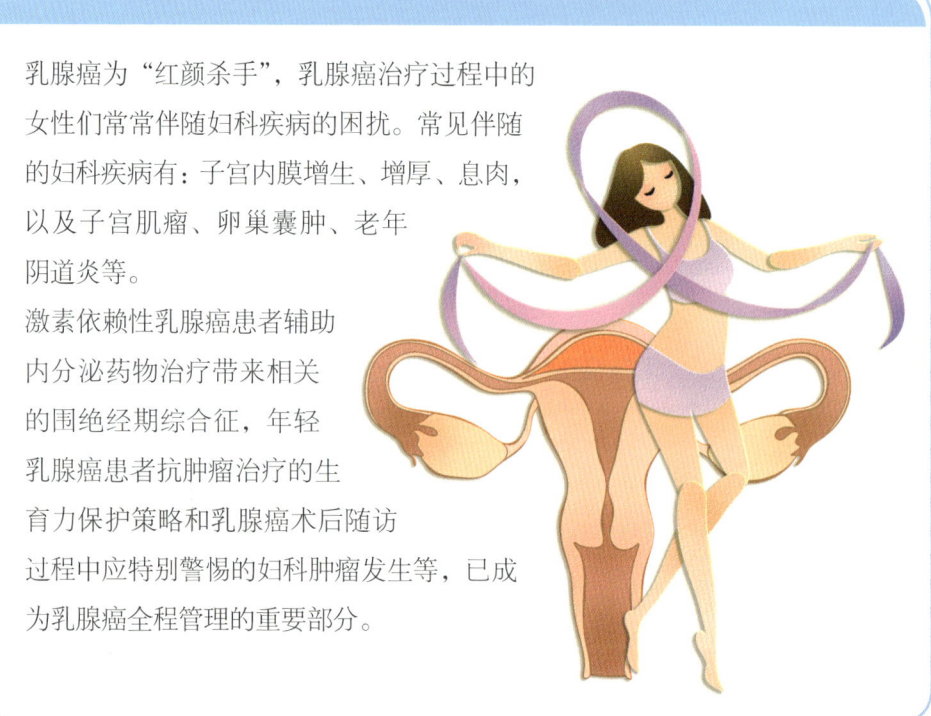

乳腺癌为"红颜杀手",乳腺癌治疗过程中的女性们常常伴随妇科疾病的困扰。常见伴随的妇科疾病有:子宫内膜增生、增厚、息肉,以及子宫肌瘤、卵巢囊肿、老年阴道炎等。

激素依赖性乳腺癌患者辅助内分泌药物治疗带来相关的围绝经期综合征,年轻乳腺癌患者抗肿瘤治疗的生育力保护策略和乳腺癌术后随访过程中应特别警惕的妇科肿瘤发生等,已成为乳腺癌全程管理的重要部分。

绝经前激素受体阳性乳腺癌患者的卵巢功能抑制治疗

循证医学数据证实,卵巢功能抑制(OFS)辅助治疗绝经前乳腺癌的有效性,为绝经前激素受体阳性的乳腺癌患者带来获益。

OFS是指通过手术、放射治疗

或药物抑制卵巢产生雌激素，也称为"去势治疗"。手术去势包括传统手术切除术和腹腔镜手术切除术，为有创性并且不可逆；卵巢放射治疗相关研究显示，20%~30% 的患者经放射治疗后不能成功达到卵巢去势的效果，且整体诱导雌激素下降的水平显著差于卵巢切除术，因而临床使用受到了限制。

- 常用的 OFS 药物为促性腺激素释放激素激动剂（GnRHa，包括戈舍瑞林、曲谱瑞林和亮丙瑞林），通过对垂体持续刺激，抑制垂体分泌促黄体生成素（LH）和卵泡刺激素（FSH），因雌激素的分泌量随之减少，从而达到下调雌激素水平的目的，停药后可逆。
- 药物去势已作为绝经前激素受体阳性的早期乳腺癌 OFS 的首选。

育龄期乳腺癌患者卵巢功能保护

随着乳腺癌发病率越来越年轻化，临床医生在制订乳腺癌综合治疗方案时不能忽视患者的生育需求。

对于年轻患者而言，化学治疗导致的闭经大多是可逆的，GnRHa 药物保护卵巢作为当前最简便易行的方法，同时也可减少化学治疗诱导的卵巢功能早衰的发生风险，改善绝经前早期乳腺癌患者的未来生育能力。

在抗肿瘤治疗前应制订生育力保护策略，生育力保护指南推荐在治疗前可以进行卵细胞、卵巢组织或胚胎冻存。

乳腺癌内分泌治疗中相关的围绝经期症状管理

围绝经期症状在乳腺癌患者治疗过程中很常见，绝经前患者常常因为化学治疗引起的紧急闭经而更显著，内分泌药物应用（如他莫昔芬、托瑞米芬、芳香化酶抑制剂）也会导致围绝经期症状产生。

最普遍的血管舒缩症状（如潮热、出汗、盗汗、易怒和心悸），带给患者相关的不适、不便和焦虑；阴道干涩和泌尿生殖道萎缩会在整个绝经后阶段发展，往往在相对年轻的乳腺癌患者更为明显和严重；阴道干涩和萎缩致性交时疼痛，严重者甚至导致性功能障碍；睡眠障碍是绝经后女性的常见症状，表现为白天嗜睡、疲劳和昼夜节律紊乱；化学治疗、放射治疗和使用芳香化酶抑制剂可导致乳腺癌患者骨质疏松，对于绝经前患者来说，卵巢功能早衰会导致更多的骨质流失，并可能更早发生骨折。

- 建议乳腺癌患者在遭遇妇科伴随疾病时咨询乳腺科和妇产科医生，讨论因治疗导致雌激素降低所致副作用的改善方式和自我管理策略。

- 针对潮热、盗汗等，可尝试有节奏的呼吸和放松技巧及改变饮食；针对性交疼痛可采用非激素阴道润滑剂和私密处的保养乳液；多数睡眠障碍患者可服用安眠药，体育锻炼、芳香疗法和认知行为疗法等可改善疲劳和睡眠质量；定期负重锻炼、戒烟、补充钙和维生素D，定期随访骨密度可预防骨质疏松，存在严重骨质疏松的患者可使用双膦酸盐治疗。

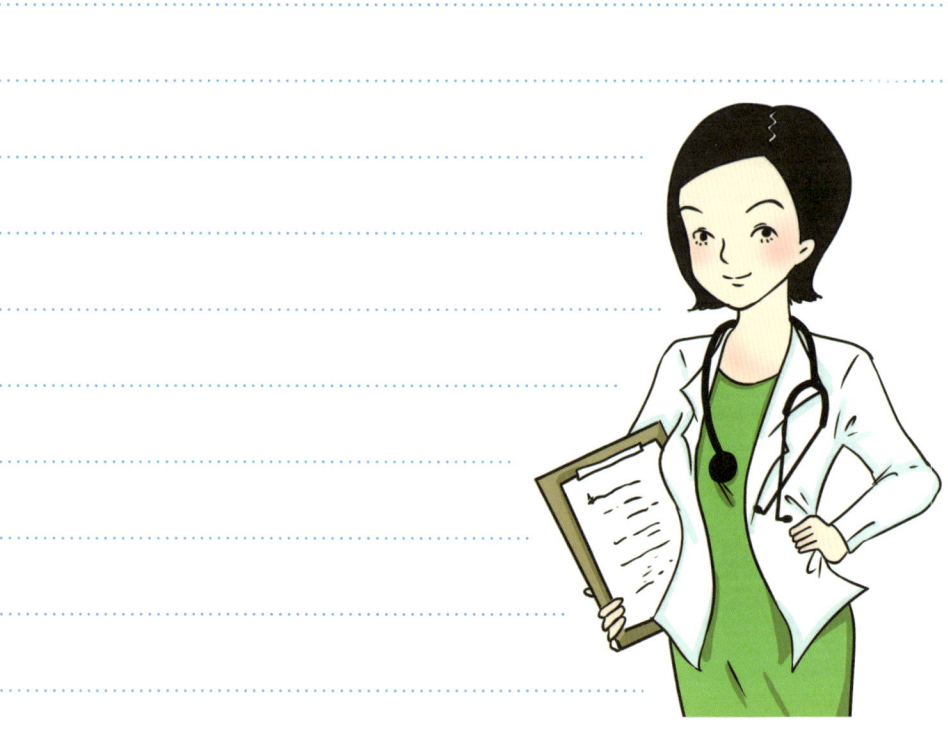

幸福生活

陈丽萍

乳腺癌患者卵巢功能保护与性生活维护

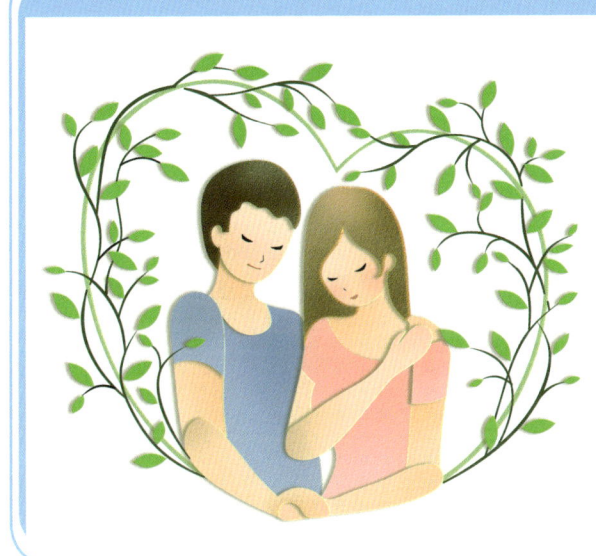

全球范围内25%~35%的乳腺癌在绝经前被诊断，接近10%的女性为小于40岁的育龄高峰。中国年轻乳腺癌患者约占20%，其中35%的患者有生育愿望，期望在治疗后获得妊娠分娩的机会。因此，卵巢功能和生育力保护成为她们最关心的问题。

乳腺癌综合治疗对育龄期患者卵巢功能和生育的影响

乳腺癌综合治疗，除了手术治疗外，还包括化学治疗、放射治疗、内分泌治疗和靶向治疗等。化学治疗药物的细胞毒性主要影响卵泡生长成熟，最终导致卵巢功能早衰，生育能力下降。放射治疗具有生殖细胞毒性，2戈瑞的放射剂量足以破坏一半的卵母细胞。激素受体阳性患者使用内分泌治疗药物他莫昔芬虽对生殖腺无毒性，但存在致畸风险，可诱发闭经。目前，暂无乳腺癌靶向治疗损伤卵巢功能的报道。

卵巢功能抑制（OFS）联合内分泌治疗应用于乳腺癌治疗数十年，被证实能够显著降低年轻乳腺癌患者的复发风险，使中高危绝经前激素受体阳性乳腺癌患者有更好的生存获益，同时也保护了患者的卵巢功能。

育龄期乳腺癌患者卵巢功能抑制和生育力保护

"卵巢功能抑制"指通过手术、放射治疗或药物抑制卵巢产生雌激素，称为"去势治疗"。促性腺激素释放激素激动剂（GnRHa）已替代"去势手术"，成为当前绝经前激素受体阳性乳腺癌首选的去势药物，通过对垂体持续刺激，抑制垂体分泌促黄体生成素（LH）和卵泡刺激素（FSH），雌激素的分泌量随之减少，从而下调雌激素水平，减少乳腺癌治疗所致的卵巢功能损害。

卵巢功能保护的途径和时机

途径	适用人群	作用	实施时机	活产率	缺点
GnRHa（戈舍瑞林、亮丙瑞林）	成年女性	卵巢保护作用有限	化学治疗前1~2周定期用药	2%~22%	缺乏生育力保护证据
卵子冷冻	成年未婚女性	生育力保存	化学治疗前2~3周	38.7%	延误最佳化学治疗时机 促排卵增加HR阳性
胚胎冷冻	成年已婚女性	生育力保存	化学治疗前2~3周	38.7%	乳腺癌细胞增殖
卵巢组织冷冻	无要求，包括儿童	生育力保存 有望恢复生殖内分泌功能	化学治疗前3~7天	25%	技术有待完善和精进

注：GnRHa，促性腺激素释放激素激动剂；HR，激素受体。

乳腺癌治疗后的生育时机

根据《中国抗癌协会乳腺癌诊治指南与规范》（2021年版）建议：乳腺原位癌患者手术和放射治疗结束后、淋巴结阴性的浸润性癌手术后2年、淋巴结阳性的浸润性癌手术后5年可考虑生育，对于需要辅助内分泌治疗的患者需在受孕前3个月停止内分泌治疗，直至生育后哺乳结束再继续内分泌治疗。

乳腺癌患者常见的性健康问题及维护

几乎所有的乳腺癌患者都担心性

生活会影响术后康复甚至导致癌症复发，这种担忧是没有科学依据的。乳腺癌患者手术后待伤口完全愈合，完成放射治疗、化学治疗及靶向治疗等，完全可以重启性生活。研究表明，性生活对雌激素分泌的影响几乎可忽略不计，性欲的产生和性行为的发生并不影响乳腺癌预后。

但乳房缺失、皮肤瘢痕、化学治疗脱发及色素沉着等问题仍持续困扰患者，使他们感到失落和自卑，也对性表达失去信心，丧失性生活的兴趣，如与其伴侣进行性生活时常常有性沟通障碍和性欲下降，隐瞒不愉悦性感受，使两性关系逐渐出现裂痕、疏远甚至分离。与此同时，乳腺癌综合治疗特别是内分泌治疗引起雌激素水平下降，也造成阴道干涩和性交痛。

- 建议有外形需求的患者进行乳房重建以恢复乳房外形；使用去瘢痕贴、激光整形等方式减少术后瘢痕增生；性生活时与伴侣真诚沟通，坦诚表达需求和担忧，必要时寻求专业人员的帮助。

及时有效的生育力保护可帮助育龄期患者顺利渡过乳腺癌综合诊治的敏感时期，加上适度和谐的性生活可以增进夫妻感情，增强患者战胜疾病的信心，以最好的身心状态渡过治疗期，开启新的幸福生活。

食疗有方

顾燕华　汪洁

合理膳食助乳腺癌患者康复

由于癌症的发病率逐年上升，人们谈癌忧心，纠结茫然。致癌饮食论、防癌饮食说层出不穷。要如何认识？要如何辨明？

关于饮食营养和人类健康、疾病发生的关系，关于如何通过营养干预治疗与饮食因素相关的疾病（如癌症、糖尿病、心血管疾病、免疫疾病、维生素缺乏症等），关于以食入药防癌抗癌等多个方面，肿瘤学研究者和营养学专家一直在深入探索，从未停止。

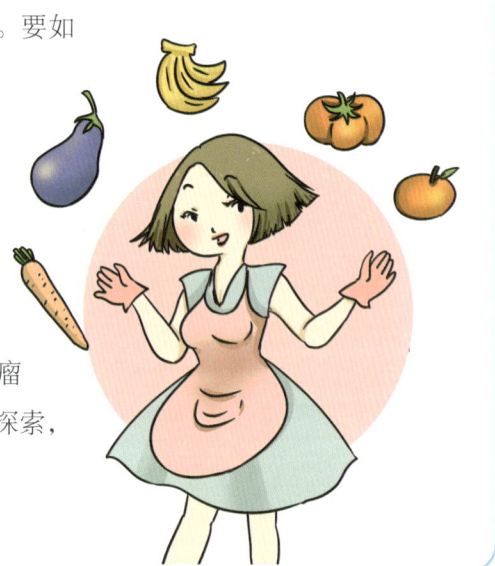

食疗有益抗癌防癌

很多乳腺癌患者存在营养不良，主要原因是肿瘤本身的高代谢消耗、肿瘤治疗过程中的不良反应没有得到及时处理或处理不当、患者对营养治疗的认知存在误区（如忌口、饿死肿瘤、偏饮偏食等）。

乳腺癌患者的营养状态与疾病的治疗效果、用药期间的耐受程度等息息相关。没有任何证据表明营养治疗促进了癌症的生长，也没有任何一种食物可以防止乳腺癌发生。相反，一些食物在某些方面可以有效地抑制肿瘤生长，增进身体健康，增强免疫功能，并帮助女性尽可能降低患乳腺癌的风险，称为"食疗"或"营养治疗"，但绝不是避免不患乳腺癌。

乳腺癌患者饮食禁忌

手术期及化学治疗期的患者，需要保证足够的营养，以促进伤口愈合和完成治疗。针对肿瘤患者治疗中的膳饮，并没有特别的禁忌，一般来说，乳腺癌患者的膳食品种推荐包括五谷杂粮主食和鱼禽肉蛋奶等高蛋白质副食；同时新鲜蔬菜、水果、坚果类和食用草药等都是有益的。可少食多餐，根据个体的口味来决定，并不都需要严格遵循规则，虽然提倡"管住嘴"，但不必乱忌口。

因恶心、呕吐等原因导致患者食量减小或电解质紊乱，可选择肠外营养以保证充分的营养摄入。接受内分泌治疗患者，可增加优质蛋白质、维生素 D 和钙的摄入。

- 限制或不推荐乳腺癌患者的食品包括：含大豆异黄酮、含少量激素的蜂王浆和不明添加剂的保健食品、腌制烟熏的肉类、深度油炸食品、含高碳水化合物的饮料和甜品、含化学农药激素和抗生素种植的非有机食品、含香精防腐剂着色剂的加工食品、含高脂肪的沙拉酱和人造奶油等。

关于禽肉类的摄入

禽肉是富含高蛋白质的食物（如鸡肉、鸭肉和鹅肉），是多种维生素和人体微量元素（如钙、磷、钾、镁、硒）的良好来源。部分肿瘤属于消耗性疾病，可导致患者身体免疫力处于低下状态，而适量补充禽肉营养，有助于提高机体抵抗力。

鸡肉被冠以"发物"之说，许多患者采取"与其信其无，不如信其有"的态度，拒绝食用，担心鸡肉会导致肿瘤发展或促使肿瘤复发，甚至发展到忌食"鸡蛋"和终身不食。但这种说法是没有科学根据的，中西医文献中也无"发物说"这一观点，已经被多次辟谣。建议患者食用时，选择无激素、无抗生素的优质鸡肉，清洗干净，采用炖、蒸、煮，避免煎、炒、炸等高油高盐的烹饪方法，并根据病情调整食量，搭配蔬菜水果，保持均衡饮食。如果有禽肉过敏的患者可暂停食用。

- 科学、合理、及时、均衡的营养治疗,是乳腺癌综合治疗的重要组成部分,极大地提高了临床的诊治效果。
- 无论推荐或不推荐以上的食物来帮助乳腺癌患者预防癌症、积极康复和治愈疾病,但是否真正合适,也只有患者摒弃伪科学饮食观,边食边试,自己主宰自己的身体和健康。

身心兼顾

汪洁

乳腺癌患者的心理康复和人文关怀

乳腺癌患者被确诊后，会出现一系列不同程度的焦躁、恐惧等心理问题。手术期，多数患者对自己病情的严重程度，对乳腺癌病痛的程度都没有明确的了解，从而经常担心乳腺癌细胞在身体中扩散、转移，或者担心手术不能从根本上预防和根治乳腺癌。

在综合治疗后的康复期，乳腺癌患者很难适应失去乳房和治疗后的并发症，身体上的变化使患者开始产生自卑情绪，心情抑郁烦躁。更有心理脆弱的女性觉得失去乳房就失去了作为女人的价值和地位，所以尽可能地回避伴侣，害怕遇见以前的老朋友，将自己封闭起来，深居简出，拒绝与其他人交往。

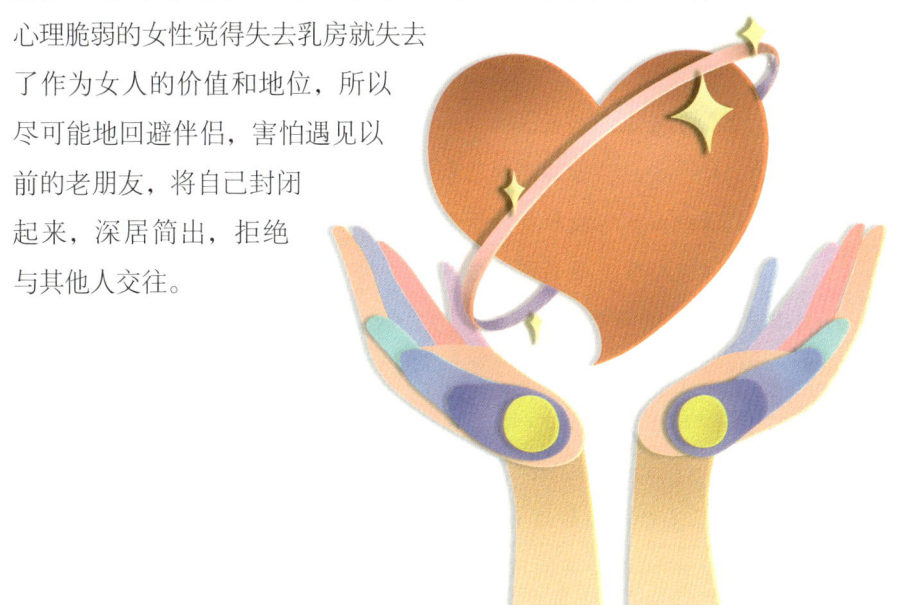

不良情绪影响乳腺癌患者的生活质量

焦虑、抑郁、恐惧等不良的情绪状态是乳腺癌发生的诱因，也是乳腺癌发展的促进因素。长期的不良情绪可使乳腺癌发生的概率增高，而不良情绪促进乳腺癌发生的机制，主要是抑制机体免疫系统和扰乱内分泌平衡。研究表明，与健康女性相比，乳腺癌女性患抑郁症的风险增加5倍，不良情绪会引起细胞免疫功能低下，贯穿整个病程，影响患者的生活质量和治疗效果。

放射治疗和化学治疗会在一定程度上使乳腺癌患者的生存概率明显提高，但过程中常伴随呕吐、脱发、发热、神经痛，以及心脏等脏器损害的不良反应，这不仅给患者的心理造成逆反情绪，并带来巨大的生理痛苦，也给患者康复中的社会角色、家庭问题、生活质量等方面带来了诸多问题，影响患者对社会支持的利用及乳腺癌的预后。

乳腺癌患者的心理康复和人文关怀

国际社会心理肿瘤学会提出：癌症患者的"情绪痛苦"应当被视为第六生命体征，并将患者的心理状态纳入癌症的管理中。

乳腺癌的综合性治疗方式是以治愈和舒缓为主要目的，给予患者更多的心理支持和人文关怀十分重要，对延长

- 建议患者采取一些方法来进行自我调整：
  - 调节呼吸：重复5~6次深呼吸。
  - 转移注意力：培养爱好，专注喜欢的事情上可避免胡思乱想。
  - 音乐疗法：舒缓的音乐可缓解负面情绪。
  - 泡澡：泡热水澡是非常有效的调节方法。
  - 适当的体育锻炼：运动是有效缓解压力、释放情绪的方法，如跑步、游泳、瑜伽等。
- 此外还有一些需要专业指导的心理干预疗法，如正念冥想、催眠、心理暗示疗法等。
- 中医药领域也有很多针对抑郁的治疗，通过中药、针灸等方式干预。
- 所有治疗的前提，都应在专业的医生指导下进行。

患者生命和提高生命质量具有重要的作用。每个乳腺癌患者应当从医学角度和社会文化层面认识和接受自己身体的病变,降低负面的心理体验,寻求帮助,正确面对疾病,改善心理状况,提升治疗正能量,遵循医生拟定的诊疗计划,保持回归家庭和社会的身心完好状态。

> 乳腺癌患者的身心康复是一个漫长的过程,一方面要学会认识自我,建立支持网络,接受心理疏导;另一方面要树立信心,保持积极乐观的心态,面对生命中的暂时困难,呵护身心,劳逸结合,对抗病魔也战胜心魔,身心兼顾。

全程管理

汪洁　闵庆华　王奕

乳腺癌术后随访管理和人文科普

在乳腺癌可以被精准诊治的时代,乳腺癌患者生存率显著提高,呈发病率高、年轻化、慢病化、带癌生存时间长等特点。患者在经历了前期手术、化学治疗和放射治疗等后,还有一段较长的维持治疗过程,以预防可能出现的复发或转移。

患者一般需要终身随访,监测记录和管理乳腺癌患者后续治疗的长期效果并检查癌症可能存在的任何征象,及时确定异常检验结果和可疑影像表现,尽早发现复发转移和新生的癌症,并重视患者各阶段治疗的不良反应及伴随疾病,予以积极的关护,做到全方位全生命周期的健康管理。

随访之前知晓各期乳腺癌复发风险

临床发现,乳腺癌患者术后3年内,乳腺癌复发或转移的风险比较高,随访的时间间隔相应就短。手术或行放射治疗和化学治疗5年以上的患者,肿瘤复发和转移的风险明显降低,随访的时间间隔应适当延长。随访之前,乳腺癌患者需要知晓自己的复发风险,详见下表。对于初步评估为低风险的患者,需要意识到风险低不等于无风险;而对于满足高危条件越多的患者,意味着复发转移的风险越高,需要高度警惕。

乳腺癌复发转移风险评估

危险度	判别要点	
	区域淋巴结转移	其他情况
低危	阴性	• 同时具备以下条件:①pT≤2厘米;组织学Ⅰ级;LVI阴性;HER2阴性;年龄>35岁;ER/PR阳性;②Ki67≤20%或实验室中位值 • ER阳性HER2阴性时,不满足上述其他条件但多基因检测低危
中危	不符合低危和高危定义的其他情况	
高危	1~3枚阳性	• ER/PR阳性且HER2阴性时,满足以下条件之一:①组织学Ⅲ级;②pT>5厘米;③多基因检测高危 • ER阴性且PR阴性;或HER 2阳性
	≥4枚阳性	任何情况

引自《中国抗癌协会乳腺癌诊治指南与规范(2024年版)》

注:ER,雌激素受体;PR,孕激素受体;HER2,人表皮生长因子受体2;Ki67,增殖细胞相关抗原;pT,凝血酶原时间;LVI,淋巴管侵犯。

随访早期可观察手术伤口愈合情况,管理术后化学治疗、放射治疗等辅助治疗的进程,评估药物疗效与不良反应。后期要定期全身及局部复查,跟踪癌症可能复发或转移的情况,维持治疗和管理,给予康复建议和指导。

一般建议术后1~2年,每3个月随访1次;其后2年,每6个月随访1次;术后第5年开始,每年随访1次直至终身,有助于降低复发转移风险,以及尽早发现病变并采取治疗措施,防止病情进一步恶化。

随访之中遵循全程乳腺癌复查内容

乳腺癌患者要遵循乳腺肿瘤专业医生的指导按时随访,除了常规问诊(包括手术部位情况、月经状态、服药不良反应等)和手诊体检(包括患侧胸部、健侧乳房,腋部和颈部淋巴结情况、腹部等全身变化)外,完成必要的实验室检查(血常规、肝肾功能、血脂、血糖和肿瘤标志物等）和辅助检查，包括乳腺超声（包括锁骨上淋巴结）和乳腺X线摄影、腹部超声或CT、妇科超声检查、肺部X线摄影或CT扫描、心脏超声、骨显像和骨密度检测、颅脑CT或MRI检查、乳腺MRI和全身PET-CT检查。

- 如果在随访期间出现新发肿块、骨痛、胸痛、持续性头痛、呼吸困难或腹部疼痛等，仍提示可疑复发时，应立即就诊并进行相关检查。若怀疑局部复发，则应进行细胞或病理学检查。

随访之后关注个体乳腺癌人文科普

对每位乳腺癌患者来说，关注乳腺健康和乳腺癌科普知识十分重要。医护人员通过科普教育和支持性的人文关怀，与患者和家属互动，从根本上也改善了患者对乳腺癌的认知度，深入了解乳腺癌的病因、筛查、诊断、治疗、康复、随访等各方面的科普知识。全面提升和优化患者的治疗和康复方法，不仅延长了乳腺癌患者的生存期，而且明显改善了患者的生活质量，是生命长久的保障。

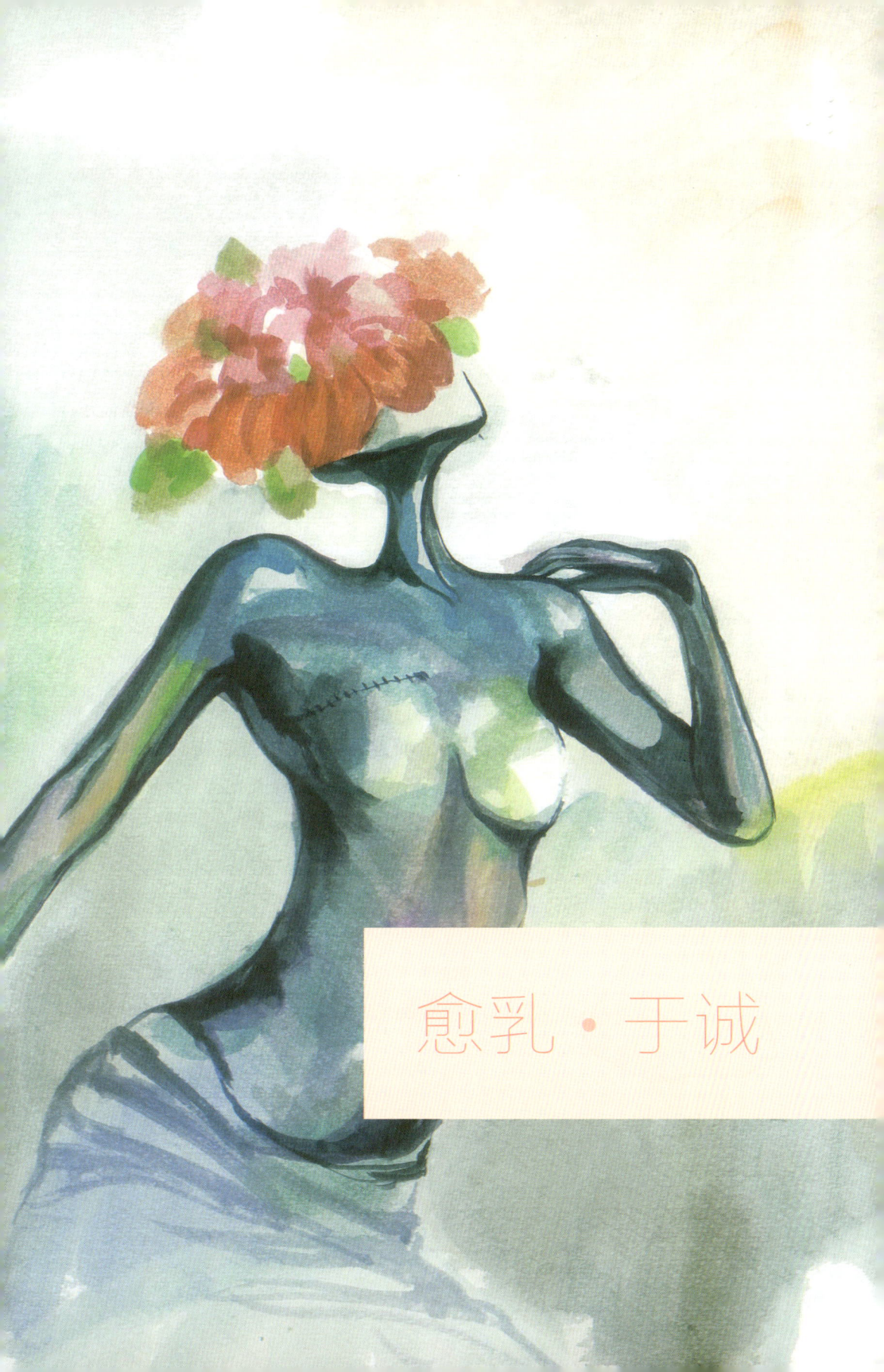

愈乳·于诚

"医术是一切技术中最美和最高尚的。"

——希波克拉底

现代医学使用多样仪器和设备对肿瘤进行诊断和治疗，医生们通过学习人体解剖学、生理学、生物化学、微生物学和分子生物学等基础学科，在现代化医院里运用诊断学、外科学、肿瘤内科学等理论、通过临床实践的方法，为癌症患者提供现代医学的帮助。这是医学的科学，医学是所有科学中跟"人"打交道最为全面深刻、最为细致入微的学科。但科学从来都不是全部，医学中蕴含着艺术和心术。这艺术是最美的，这心术是最高尚的。

乳腺癌患者，在寻求医治的路上，往往需要来自家人、邻居及医生的同情和帮助，古今皆然。外科医生需要利用精湛的临床手术技巧，在切除癌肿的同时追求美学，肿瘤科医生需要聆听患者的诉求，以同情心和精益求精的态度为他们制定最佳的治疗方案，尽最大可能减少伤害。护理康复师们用爱心和周全的照护，让癌症患者在治疗和康复过程中拥有心理温暖和胜利抗癌的希望。本部分以人文的精神分享每一个乳腺疾病患者的故事，是将临床案例与科普结合的表述形式，是现代医术中的艺术和心术的完美呈现。

愈乳于诚，以"诚"而行！

只要生命活着

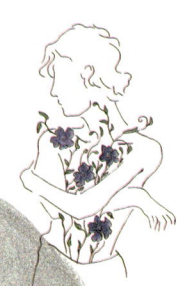

汪洁

悲伤忧郁诱发乳腺癌

病友推荐了一位来自湖州的乳腺癌患者预约我就诊,并告诉我这位患者是一位个体商人,已被证实患乳腺癌好久了,而她一直拒绝治疗。

初诊见她是在一个晴朗的春日午后,诊室的预约叫号系统出现了她的名字"刘华"。眼前的她着装得体,举止优雅,看来四十开外,却满头银发,神色更是柔弱。

▷ "您好!教授。我是湖州来的。"刘华低声地礼貌地招呼我。

▷ "你好,你坐下说吧。"我猜她就是那位拖延治疗的患者,我已对号入座。

▷ "我是去年冬天时在肿瘤医院被确诊患了乳腺癌,当时做了乳房肿块的粗针穿刺手术,等了两周后,病理证实为乳腺癌。"刘华有些结巴,"我伤心极了,我害怕,医院那边催了几次,我一直没去继续治疗,而现在情况严重。"

▷ "算算你患乳腺癌到现在也大半年了,这半年你怎么过的?"我替她可惜,实情告知:"要知道乳腺癌早治预后很好,拖延至全身转移再治预后难料。难道你不担心吗?"

▷ "我……"刘华欲言又止。

我阅读了刘华的先前病历资料,替她检查了胸部,在她右乳内下方见曾经穿刺的针孔,顺着针孔的皮肤呈现局部凹陷,在其下可触及两枚相连的肿瘤,范围约3厘米×3厘米,质地坚硬,边界不清,显然肿瘤至少局部进展,而全身情况还不得而知。

刘华有些着急了，在她的请求之下，我向她告知她的病情不乐观，后续治疗我会尽己所能替她制定方案。按我的建议，刘华去预约乳腺 PET 检查，并去肿瘤医院完成免疫组化和荧光原位杂交的乳腺肿瘤病理检测。我也有些急，在等待检查结果，希望乳腺癌还没在她的身体里肆虐，她还有保乳的希望，还有治愈的希望。如果她的乳腺癌还只是局部进展，外科医生还可以通过手术切除肿瘤；如果乳腺癌全身转移，就目前的治疗手段，八匹马也拉不回来，没有治愈的可能，生命再也回不去了。

刘华在焦急的等待中度过了漫长的一周，她用微信不停地发来她不安的心情。我想着她第一时间发现癌症时，为什么不第一时间治疗？现在却又是一天也等不了了。直到读到她的一段微信内容，我才懂了她的欲言又止，懂了她的不幸之源。

她在微信里说："去年秋天，我的 26 岁女儿意外死亡，她身高 168 厘米，很漂亮。正因为伤心过度导致我忧伤郁结，两个月后我被确诊乳腺癌，所以一段时间自暴自弃，放弃治疗，导致病情加重。请教授救救我，因为我女儿没了，毕竟有父母还等着我去尽孝，为了父母，我必须坚强地选择住院手术，只要生命活着比什么都重要！通过病友介绍，非常信任您，同时感谢您收治了我，我将积极配合您的治疗！感恩！"

同情心泛滥的我，感同身受，真是替她难过。我回复了她："放心吧！等你的病理组化检测有结果了，就定化学治疗方案。化学治疗后再手术。保持积极治疗的心态和信心很重要。"

后来，刘华调整好心态，坦然面对现实，积极配合着我的治疗，她完成了术前化学治疗，接受了保乳手术，手术后积极康复，并将继续靶向治疗和放射治疗。她的生命在经历重创之后，浴火重生。只要生命活着，就好。

当刘华面对丧女之痛，面对极度悲伤，身体及心理无法承受，又找不到适当的排解方法，必然引发焦虑和忧郁，心情一直无法平复，继而造成乳腺的病变。诱发乳腺癌重要的相关因素是精神压力。刘华患上乳腺癌全拜悲伤所赐。

悲伤抑郁可诱发乳腺癌，而患上乳腺癌，如果不及时治疗，控制病情，癌细胞可能通过淋巴结、血液等转移到肺、肝、脑、骨等处，但如果早期发现，早期治疗，一般情况下是能够得到康复的，预后良好。只要及时发现并积极地治疗，90%的早期乳腺癌都可以得到治愈。很多人通过治疗，身体恢复了健康，回归正常的生活。从这个意义上说，乳腺癌患者，更需要医生、家人和朋友们的关爱和理解。良好的心态可以帮助患者积极治疗，渡过难关。告知她们不要恐惧，莫要悲伤，更好地考虑清楚并与医生讨论病情，选择最佳的治疗方案，预后才能达到最好的效果。

人生总是无法预料会遇见悲伤的痛，人生也无法避免遭遇疾病的侵袭。在诊治患者的时候，常常感到患者的病痛不仅仅是躯体的疼痛，更有心痛。患乳癌之痛的刘华，内心却藏着深切的心痛。庆幸刘华遇见相助之人，领悟更深厚的情谊和对生命的理解，让她从乳腺癌和失去亲人之痛的阴影中走出来，迎接生命的阳光。

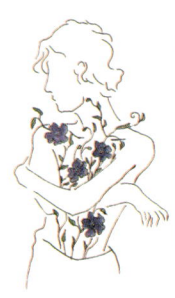

藏在黑白底片里的悲喜

汪洁

乳腺肿瘤影像诊断的超能力

秋初的晚上，天色还没完全暗下来，气温在 25℃左右，凉风习习，晚饭后散步，经过健身中心门口时，见到熟悉的倩影，招牌的小麦肤色，乌黑的秀发，贴身的运动装凸显那充满活力的完美的身体曲线，是小黑，大家都这么叫她，健身中心的瑜伽教练，喜爱运动，阳光自信。

▶ 小黑正低着头走出大门，我上前跟她打招呼："小黑，晚上好！这么晚回家？"
▷ "是啊！姐，瑜伽课刚结束，这么巧。"她说，看上去有些累。
▶ "是不是累了，还没吃晚饭？你蛮辛苦的。"
▷ "也还好，正好有点小问题问你。下课沐浴时，我触碰到右手臂腋下皮肤凸起，硬硬的，有些痛感，不知是什么，我还想找你问问。"
▶ "你有没有发热？还有其他不适吗？"
▷ "没有发热，也没其他不好。可能是我这些天工作忙一些。"
▶ "要不让我帮你看看？"
▷ "不用了，我急着回家，我女儿在等我，正好周末在家可以休息两天。"
▶ "那你好好休息，如有情况，下周一我上班，你可以来看看。"
▷ "好的，谢谢你了！"小黑和我道别，我看着她曲线优美的背影，慢慢走远了。

再次见到小黑时，已是在我的诊室，她手里拿着她的检查结果。这是一张超声的检查报告，上面清楚地写着：右腋下淋巴结异常肿大，建议穿刺活检。作为乳腺外科医生的我，首先怀疑是否是恶性肿瘤转移至淋巴结，是否是乳腺癌转移？于是，我希望小黑进一步全身检查，同时做一个小手术，那就是腋下肿大淋巴结的活检穿刺手术。

小黑同意我的建议。很快，她完成全身检查和针对乳腺的一些常规影像学检查，包括乳腺超声检查、乳腺钼靶X线摄影、乳腺MRI。同时，我也为她做了淋巴结穿刺手术，随后就是等待病理的结果。不幸的是，诊断报告提示小黑患了淋巴结转移性浸润性癌。

当我把诊断结果当面告诉她时，还是没有最后确认是什么器官的癌症转移到腋下淋巴结。

▷ 我对小黑说："有很多器官发生肿瘤时会出现腋下淋巴结的癌转移，可能是肺癌、乳腺癌、卵巢癌、甲状腺癌、胃癌、肠癌、皮肤恶性黑色素瘤等，不过，病理科医生有办法，他们会进一步对癌细胞做免疫组织化学的检测，以明确癌的组织来源和分子学类型。"

▷ "可是我的全身检查，那些黑白片并没有发现有异常？这又怎么解释？"小黑一脸疑惑。

▷ "有些癌症在病灶很微小的时候，就会出现淋巴结转移，所以，我们在一些黑白片里根本发现不了肿瘤，却先发现淋巴结肿大了。"

▷ "那该怎么办？"

▷ "虽然你的情况很少见，诊断上有困难，但也许癌就躲藏着，和我们玩捉迷藏，我们还是要尽可能找到原发的病灶，明确癌症来源。如果可以看见有肿块在底片上显像，哪怕是微小的影像，可以取到癌的病理证据，这样对后续的治疗帮助更大。"

三天后，我读到小黑腋下淋巴结的免疫组化病理学诊断报告为淋巴结转移性腺癌，解释了我最初的怀疑，小黑的淋巴结转移性腺癌的元凶90%可能是她同侧乳腺发生了癌症。

腋淋巴结转移性腺癌，它从哪里来？虽然怀疑它来自乳腺，但没找到乳腺组织中任何的蛛丝马迹，总有什么原因，好像哪里出差错了，还是再努力一把，把癌的源头找出来。于是在我的推荐下，小黑做了乳腺PET检查，一种医学精准时代的乳腺检查技术，更精准地发现定位和诊断乳腺病变，从而为临床治疗提供更有力的影像证据。

这还只是一个悲喜交加故事的开头。

"悲"的是乳腺 PET 检查发现小黑右侧乳房深处一枚 3 毫米的可疑癌灶。

"喜"的是找到了腋淋巴结转移性腺癌的原发器官是小黑右侧乳房。

▶ "病灶就在右乳内上方深面，还不大，乐观地考虑，如果是癌，也可能是预后好的类型，所以活检穿刺还是必须的。"我收到检查结果，在第一时间短信通知了小黑："后续治疗是根据病理报告和目前的临床分期来制定的，有多种方案，你自己可以多了解，主意自己拿。"

▷ "找到病灶是不是就可以开始治疗了？最近我情绪时好时坏。"小黑回复我。

▶ "这是正常反应，别太担心，现在治疗乳腺癌的方法很多，早期乳腺癌大多数可以治愈，在治疗同时更多考虑外观的美丽。一切都会好起来的。"

找到元凶真不容易，我建议小黑先化学治疗或做腋部的淋巴结清扫手术和右乳结节的切除手术，小黑没有同意手术，她请求我只给她药物治疗，她还是害怕，害怕创伤，害怕失去。

我尊重小黑的意愿，她开始了化学治疗，我们称之为"新辅助化学治疗"，四个疗程后，做乳腺 PET 检查评估疗效，这次的黑白影像里那枚病灶和腋部肿大淋巴结消失了，癌是躲起来了，还是被机体打败了？小黑的治疗在临床判断为完全缓解。后来，小黑一直坚持药物治疗和随访，至今五年，她还在做她热爱的瑜伽教练，不过，她现在教的是幼儿瑜伽，和孩子们在一起，她更是身心愉悦。

人的机体拥有一个全身的如同网络的淋巴系统，淋巴液在淋巴系统中的流动，如同血液在动脉和静脉中的流动，不仅传输液体，也起监视和免疫作用。人体患癌症，除了在患癌部位有类似肿块的表现，往往还会有淋巴结的肿大。癌症细胞的发生地就是它的故乡，而它通过淋巴管迁移到机体的其他部位，离乡背井，异地扎根是为生存并掠夺资源，消耗破坏人体。人体的淋巴系统就像机体的防御部队，淋巴结就像战斗的士兵，癌症在哪里出现，它们也在哪里出现，与癌作战，去包围癌，并欲消灭癌，所以就出现淋巴结肿大，它们是阻击癌症的斗士。

当乳腺癌发生时，当人还未察觉时，机体的淋巴系统已经开始察觉，腋淋巴结的肿大，与乳腺癌免疫机制有关，乳腺癌的抗原性在转移灶，也就是淋巴结内发生了改变，引起机体免疫反应，从而控制了原发部位的发展，而对转移的淋巴结不起作用，所以在找不到原发灶时，转移的淋巴结已是明显肿大。这种情况认为是癌的侵袭性强，它的生长和刺激，会激发机体免疫系统产生免疫反应，从而抑制了乳腺原发病灶的生长和发展，这也就是小黑触不到乳房肿块，在乳腺的影像检查中发现不了癌灶的原因。

乳腺癌的影像检查，包括B超、钼靶X线、CT、MRI，一张张黑白片，提供给乳腺专科医生在诊断乳腺疾病的影像学依据，是必不可少的辅助工具。因为它们除了有能穿透人体的能力外，最重要的关键在于具有"对比"的能力，在黑白影像中可以看见不同器官因密度不同而呈现的不同层次的黑白色彩，而显影剂的加入，使黑白更是分明。因为这些技术的帮助，外科医生在治疗选择上有了更多的余地。

医学影像的进展，是近代医学了不起的伟大成就。刘育志和白映俞在《玩命手术刀》一书中写道："透视人体的超能力，是如此强大又教人着迷。我们若想要驾驭这样的超能力，取其善而减少伤害，需要的便是更正确的认识及更多的智慧！"乳腺PET检查，是新的诊断乳腺病变的影像学技术，通过分子影像，分析代谢学、生理学、生物学过程，在动态旋转的黑白底色之间，运用高分辨率、高灵敏度的三维乳腺PET扫描，巨细靡遗地呈现乳腺里的细微构造，寻找早期微小的恶性影像，精准定位深部的病灶。

科技创新，人工智能，新的技术层出不穷，人类在医学相关科学领域的超前的想象和发明成就了卓越的高精尖的影像技术。小黑继续选择乳腺PET检查后查到了微小的癌灶，亦悲亦喜，虽说癌的踪影还不能百分百分辨，但它已是精准技术一枝秀，具有透视乳房的超能力，微小病灶的检出率和准确率相对于其他影像学检测灵敏度更高，为外科医生的后续治疗提供精准的影像学评估支持。

一个个透视的底片，
黑白里，光与影的共舞，
藏着无数生命的未知，
牵引着希望的眼，将悲喜见证，
有时清明，有时迷惑。

癌是什么颜色的

查变观色的肿瘤病理诊断

汪洁

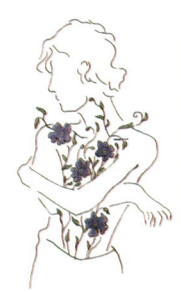

她是学美术的,喜欢颜色。

夕阳穿透玻璃,斜照入室,将她的身影投射在室内一面雪白的墙上,余晖金光,七色浮墙。

▷ 她指着墙上色彩光影,欢喜地说:"你看,多美的颜色。"
▶ "是的,特别美。"我在诊室第一次遇见她,若夕,她扎着发髻,化淡妆,穿着有盘扣的中式蓝印布上衣和麻制的深蓝色的宽腿裤,她是兰心蕙质的江南女子。
▷ "你看,我胸部皮肤的颜色。"若夕边说边解开上衣盘扣,让我帮她检查。
▶ 我看见她的右侧乳房内侧皮肤大片若似淤青的颜色,似乎与正常的肤色不一样,这种情况我也是第一次碰到,我问道:"这颜色出现多久了?就诊过吗?"
▷ "有半年多,一开始范围不大,青色之下总是隐隐地疼,有去就医,没有查出什么结果。"
▶ 我肯定地说:"乳房表面这么大范围的皮肤颜色改变,总是有原因的,是乳房深部腺体的癌变?还是非乳腺的皮肤血管疾病?这要明确诊断。"
▷ 她迟疑一会儿,问:"癌是什么颜色的?难道癌是有颜色的吗?"

我替若夕做右乳的触诊,那片青色下面的乳腺组织与周围是不同的,推荐她去做了乳腺超声和 MRI 检查,检查结果提示乳腺组织有异常影像,怀疑癌变,于是我要求她做右乳病变组织的穿刺活检手术。

我采用的是乳房的粗针穿刺,将穿刺针在超声的定位引导下穿入乳房并接近异常的病变部位，利用弹射的方法，汲取少量组织，经过反复尝试，将穿刺标本送病理诊断，报告未给出恶性的结果，原因只有两种可能，一种是没有穿刺到真正病变的组织，另一种是穿刺到病变的组织量太少，病理科医生无法给出诊断。然而，若夕右乳的那片淤青色还是那么鲜明地显现在我眼前，我与若夕谈话，决定说服她改做乳腺组织的切取手术，她同意了。

在青色的部位超声定位后，小小的柳叶刀，轻轻切开皮肤，切开脂肪层，其中到底有什么情况？我看得分明。乳房的腺体在这里变得僵硬，血管扭曲，一些暗青的坏死组织，一些暗黑的淤血陈迹，一些白色的粉刺样的病变，这是癌症，这癌症是青色的。这次切取的病变组织足够多，病理科医生可以切更多的病理切片和免疫组化的检测，通过分子学病理的判定给出诊断。若兮最终的病理的结果是"乳腺导管原位癌伴浸润"，她接受了右乳癌的根治手术，乳腺癌已经转移至她的腋下淋巴结。手术之后，若夕坚持做完了8个疗程的化学治疗和完整的放射治疗。

学美术的她还在与颜色打交道，当又一次见到她时，她给我看她在右胸部伤疤处画的刺青，她对我说："我的乳腺癌是青色的，是有颜色的，是颜色拯救了我的人生。"

癌症，回忆里的颜色，
非黑即白或灰，若黑白老电影，
那是在诉说，
一切早已过去，以色为证。
疗伤的过程，颜色变得鲜明，
又红又绿或蓝，若风雨后的七彩霓虹，
那是重生，
再绘丰富的未来，人生色彩斑斓。

乳腺癌是乳腺在各种致瘤因素作用下，局部的腺体正常细胞在基因水平上失去对其生长的正常调控，导致异常增生与分化而形成的新生物。它生长速度快，呈浸润性生长，易发生出血、坏死、溃疡等，并常有远端转移。患者的局部乳腺往往发生肿块、凹陷、皮肤增厚、颜色改变。全身更是消瘦、无力、贫血、食欲缺乏、发热及严重的脏器功能受损等，最终造成机体死亡。

癌症是什么颜色的？乳腺癌是什么颜色的？通常，癌症以肿块的形式表现，在切除肿块时，肉眼看到的颜色是鱼肉色的黄；癌症会有坏死、液化、出血，发生化学性改变，就会呈现各种颜色，如灰黑色、暗青色、暗红色、灰白色、蓝色、绿色。癌症也会是透明无色的。癌症的颜色与它的组织来源、它的性质、它的生长环境、它的变迁有关。

外科医生有丰富的外科手术经验，在手术中，见过许多不同的肿瘤，良性的、恶性的、交界性的，所以，当一种肿瘤被切除时，外科医生往往凭肉眼对肿瘤的观察，通过肿瘤的形状、质地、颜色等就可以判断肿瘤的性质；肿瘤病理科医生将癌细胞染色，在光学和电子显微镜下，看到的癌细胞会呈现不同的颜色；在荧光灯和医学三维扫描显像下，"癌色"更令人过目不忘。

谈癌色变，这是人之常态。学美术的若夕，当癌袭乳，对颜色有特别的敏感，经历了癌症的劫难，希望未来的她，人生多一些快乐的色彩，永远地远离癌的颜色。

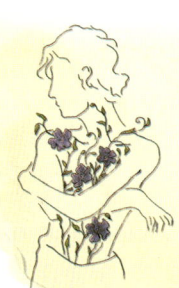

在黑云笼罩下

汪洁

家族遗传性乳腺癌基因突变的认识

谈嘉的母亲20年前死于乳腺癌,享年53岁。她母亲唯一的妹妹,也是在同一年龄死于乳腺癌,但比她母亲早3年确诊乳腺癌。她母亲的祖母和祖父也死于癌症,但不知何故。这是那天她来就诊时告诉我的。

她自己发现右乳头流血,先去过另一家医院检查,被要求做乳腺钼靶X线摄影和超声检查,并要求她同意做乳腺病变部位活检。

▷ 她说:"许多年之前,当我表兄被诊断出前列腺癌时,发现他有遗传基因突变。我和两个妹妹和表妹被告知我们需要密切关注,我没有选择做遗传基因检查,除非我确实患乳腺癌了。现在我也53岁了,右乳流血,我不能和任何人谈论此事,我感到沮丧。"

▷ "你生活的家族罹患癌症的人很多,乳腺癌和前列腺癌的发病,明显有家族遗传倾向,并且也检测到有遗传性基因突变。你现在的乳房病变也许和遗传性基因突变密切相关。"我说。

▷ "一直以来,我害怕走到50岁后,在我们的家庭,如果活到了50岁,以后的每年都是福报。在这黑云笼罩下生活的我和我的妹妹们,试图摆脱这种恐惧。我是下一个排队患上癌症的人吗?然后是我的妹妹们,还有我的女儿。"

▷ "你应该完成右乳导管镜的检查和乳腺MRI增强扫描,随后在精准定位下做乳腺活组织检查,如果病理活检判定你患了乳腺癌,那么请你和你的家人接受遗传性家族性基因筛查。"

谈嘉在检查和病理活检后,被诊断为"乳腺导管原位癌伴局灶浸润",她接受了遗传基因检测,显示为 BRCA1/2 基因突变,在与她充分沟通后,她选择做双侧乳腺切除加一期假体植入手术。而她的女儿通过筛查没有发现 BRCA1/2 基因突变。

乳腺癌是由基因异常引起,也就是所谓遗传物质的突变所致,具有家族遗传特质的,往往见家族中几代人患乳腺癌,如果母亲患有乳腺癌、母亲的姐姐也患有乳腺癌,那么母亲的女儿就会担心有一天也患上乳腺癌,尤其是女儿亲眼目睹母亲患上乳腺癌,她的顾虑和担忧就更大。然而并非所有家族女性都患乳腺癌,那些有明确的基因异常的成员,才具有患癌的命运,这异常的致癌因素因遗传而来,是由于母亲或父亲遗传的异常所致,占乳腺癌总体的 5%~10%。

乳腺癌的预防、筛查和诊治之路已走到了基因检测的时代。研究发现,约 10% 的乳腺癌女性具有家族聚集性,即患有家族性乳腺癌,其中一部分是由易感基因致病性胚系突变所致,目前明确的乳腺癌家族遗传基因有 BRCA1 基因,约占遗传性乳腺癌 45%,另外还有 BRCA2 基因、李-佛美尼综合征基因等。BRCA1/2 突变是目前已知的最关键的乳腺癌易感基因,这些基因发生突变会导致乳腺癌患病风险增加。美国乳腺外科医师协会在最新的共识声明中指出,所有乳腺癌患者均应接受多基因检测,以评估其是否有遗传性癌症风险。

一项中国研究发现,有 BRCA1/2 突变的乳腺癌患者发生对侧乳腺癌的 10 年积累风险显著高于非携带者的风险。近来临床实践中,对那些明确有乳腺癌家族史的 BRCA1/2 突变乳腺癌患者,越来越考虑患者年龄、意愿和可能复发的风险,在充分告知患者风险与收益的前提下,一些乳腺诊治专科医生,有对这些患者开展预防性对侧乳房全切术和(或)Ⅰ期双侧乳房重建手术,这能显著降低突变患者同侧乳房的复发风险和对侧乳房的发病风险。

一部分女性在生命中某一段时间会被诊断为乳腺癌,据研究估计,普通女性患乳腺癌的风险为 10%~13%,意味着也有 87%~90% 的机会不会患乳腺癌。虽然有 5%~10% 的乳腺癌遗传比例,但研究证明大多数乳腺癌不是遗传的,而是存在许多引起乳腺癌的风险因素,这也就意味着远离乳腺癌风险因素可以降低被诊断为乳腺癌的风险。

我接触到比较多有家族史的乳腺癌患者,分享过很多她们的故事,和她们中的许多人还有着联系，我理解"黑云笼罩"的压抑，很多没有家族癌症史的人是很难理解谈嘉所描述的心情的。然而，即使有一个或两个被证实的遗传基因异常，并不一定意味着一位女性会患乳腺癌，也并不一定意味着她的癌症会比非遗传基因改变而致的癌症更糟糕。

黑云笼罩下，病来无常，希自珍慰。

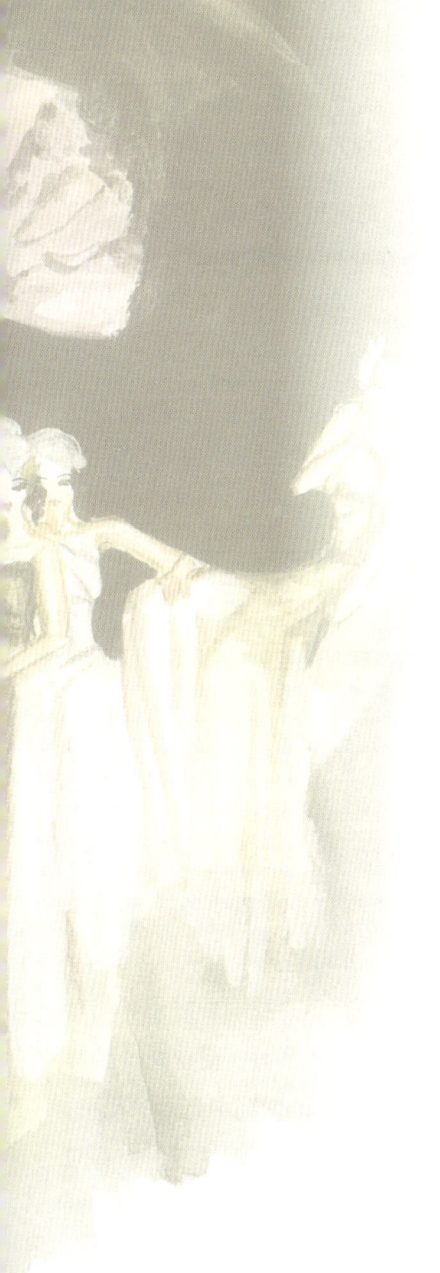

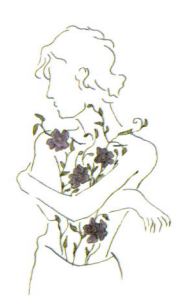

迎春和望秋

女性性格与乳腺癌基因突变之议

汪洁

迎春和望秋是姐妹俩,迎春是小妹,望秋是大姐。她们虽是姐妹,但是长相和性格截然不同,各自的经历也是各有曲折。也许是血缘使然,她们都患了乳腺癌,与她俩认识并深交源于乳腺癌,我是她俩的主刀医生。

迎春身材娇小,稍黑的脸庞,齐耳的短发,一双明亮乌黑的大眼睛,看起来安静内向。48岁时,迎春被诊断为早期乳腺癌,我为她做了保乳手术,至今12年,早已治愈。

望秋身材修长,白白的皮肤,长长的卷发,眼睛虽不大却有神,性格开朗,精力充沛。她常开玩笑说她不像她们家的兄妹,是出生时父母错抱。如果不是被诊断为晚期乳腺癌,已过60岁的她,还会不遗余力地工作和奔波。我为她做了一侧乳房切除术和腋淋巴结清扫术。

十多年前,迎春患病初愈时,陪伴她治病的丈夫突发脑出血倒在门诊大厅,望秋第一时间帮助迎春把她丈夫送到复旦大学附属华山医院急诊室抢救,在昏迷十天后,迎春丈夫从死亡边缘活过来,在望秋的协助和迎春的悉心照顾下,她的丈夫完全康复。不久前迎春的女儿结婚生子,一家人幸福地生活着。

早年,望秋一家也是其乐融融,她和她丈夫都是建筑师,并共同爱好乐器和音乐,望秋丈夫是天生的乐器演奏家,会弹钢琴、拉二胡、吹笛子等,望秋有一副美声歌喉,夫奏妻唱,琴瑟和鸣,令人羡慕,望秋还有一位出色的做高中老师的儿子。多年前,望秋丈夫患严重的抑郁症,性情大变,夫妻形同陌路,婚姻生变,家庭流离不定，但倔强开朗的望秋并没有被挫折打败，她微笑乐观地面对人生曲折，从没退缩。就在望秋又一次被家庭的纠纷所困扰并争取权利后，她病了，乳腺癌悄悄来了，她完全没有防备。此时，迎春替姐分忧，望秋住院，迎春一直陪在身边，姐妹情深。

无论疾病是早期或晚期，当被确诊为乳腺癌初期，患者们总是悲伤、迷茫而又无助，但求生之欲让她们勇敢而坚强。诊治迎春和望秋的过程如同一幕幕场景，迎春在术前就保乳手术徘徊不定，术后每一次的化学治疗反应，每一次的随访之前的紧张；望秋在手术之前的乐观预断，术后病理诊断的残酷事实，病后调整心态的笑声和歌声，至今历历在目。那些过往，一段段的经历，让迎春渐渐远离悲伤，喜春重生；而天性勇敢和乐观的望秋，并没有悲秋欲绝，大有"天地皆悲我修行"的勇气，治疗之路常常欢歌笑语不断。

天上的行云啊，
匆匆流动，追赶着春和秋，
迷茫的人们啊，
一生奔走，演成各自的欢与悲。

因为肿瘤千差万别，癌症发生的机制非常复杂。10%乳腺癌患者携带有家族遗传的基因变异，称为遗传性乳腺癌。患有相同癌症的迎春和望秋，可能携带家族遗传基因变异，但是导致她俩癌症发生的机制不尽相同，从基因层面考虑，也就可以解释为什么迎春和望秋的乳腺癌从一开始就是不同的，好似姐妹俩的名字，春和秋截然不同。难道姓名与性格、疾病也会扯上千丝万缕的关系吗？

我国古代《周易》和《易经》早就提出"阴阳五行"的命理之说，认为名字中暗含了命运"密码"，这文字的灵动力，可以主导人的思想、性格、行为，继而是人的命运乃至疾病。姓名与命运让"姓名学"专家去研究，而医者研究患者的乳腺癌的家族遗传基因变异，在预防和指导乳腺癌治疗具有重要意义。

研究发现检测出 *BRCA1* 或 *BRCA2* 基因变异的女性，有41%~90%的可能性在某个时间得乳腺癌，有8%~62%的可能性在某个时间得卵巢癌。患病的概率到底有多大还取决于所拥有的基因类型和个人及家庭的癌症史。

无论是遗传性还是非遗传性乳腺癌，有一点是肯定的，癌症发生的基础完全在于被改变的基因，也就是所谓的突变基因。但我们仍然不十分确定是什么因素造成了这些基因的改变。是命运吗？是天生的还是后天的？是什么造成伤害？是激素吗？或者是病毒、放射线或某种未知的元素造成了基因的改变？大多数的女性患者没有乳腺癌的家族史。

迎春和望秋一系血脉，也许为遗传基因改变而致的乳腺癌，即使被证实的遗传基因异常，从某种意义上来说，也并不一定意味着她们的癌症会比非遗传基因改变而致的癌症更糟糕。父母为姐妹俩所起的名字，冥冥之中似有预见，迎春新生，已成功战胜癌症，活跃爱社交爱歌唱的望秋已接受癌症患者的角色，期盼她在与"癌"同台的舞台上成为最出色的演员。

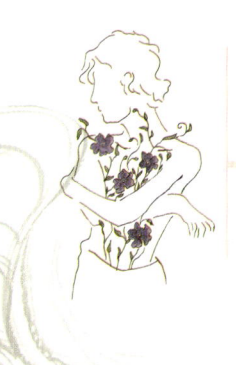

生死预断

乳腺癌预后的科学研究

汪洁

　　王艳初次来就诊时，已经过前期的乳腺影像和病理穿刺诊断，被确诊为乳腺癌，是早期乳腺癌。我给她制订了手术加辅助化学治疗、内分泌治疗等综合治疗方案，她问我她的治愈可能有多大？我告诉她就目前综合分析病情，预后是乐观的，也就是可能会有很长的生存时间。

　　王艳没有接受治疗，两年后再次来就诊时，她的乳房肿块已局部增大和大面积溃烂，进展至局部晚期乳腺癌，全身检查未发现远处脏器转移的病灶。她的治疗方案变成新辅助化学治疗后续手术、内分泌治疗等序贯治疗，她问我她还有救吗？我告诉她疾病已进展，治疗难度大，预后不乐观，但治疗如果有效，她还会有比较长的生存时间和较好的生活质量。

　　癌瘤在王艳的胸部溃烂流脓，散发出恶心的气味，她选择治疗，是否能控制病情并一刀手术除瘤，她疑心重重，我也没有把握。在新辅助化学治疗后，乳房肿块有缩小，溃烂也有所控制，乳腺癌局部没有进展，临床评估为部分缓解。然而她还是无法手术切除，在经济上也负担不起推荐的治疗费用，我建议她参与临床试验，她问参与临床试验是否是无药可救了？能让她活多久？我说你的病情特殊，局部晚期，未全身转移，临床试验有新药研究，更个体化地针对你的现状，你不能放弃。

　　我给王艳做了全身复查，再次切取肿瘤部位的部分做组织病理分型，为的是尽可能帮助王艳寻找到针对性的临床试验的机会，向死求生。

一个很共性的问题，就是乳腺癌患者对治疗选择往往纠结难定，尤其是较早期的患者，而终末期的肿瘤患者由于也没有更多的选择反而明确。设身处地地想，早期肿瘤患者的每一步的治疗都很关键，直接影响预后。这是很个性的问题。王艳的病在早期阶段未选择积极的治疗，消极的后果是癌症快速进展，进展后再治疗，晚期预后肯定不如早期。

预后（prognosis）是一个统计学的医学术语，表示患病者恢复或生还的机会，即根据患者个体情况以及类似情况所见疾病的常见过程对可能结局或转归进行预估。与诊断（diagnosis）对应，故又可译为预断。从统计学"总体"上，预断可以是非常准确的，例如早期乳腺癌患者95%以上生存期超过5年，这一预断是有相当可信度的，因为既往的大数据研究发现早期乳腺癌患者的死亡比例是5%以下。然而很难将此预断转化为对"个别"患者的预后，这需要许多其他信息判断这"个别"患者是属于5年内5%会死亡患者的群体或者95%能生存患者的群体，通常根据乳腺癌患者的相关因素（如乳腺癌患者年龄、分期、病理分型、家族基因、并发症等）而对未来治疗结果进行全面预估。预后仅为可能，是群体而非个体的预断。

医者治病一直是依据医学百年来的演变和发展，依据科学实验基础上的大数据的证明，依据前辈留下的丰富的诊治经验。早在20世纪90年代，美国医生菲什教授就提出乳腺癌是一种全身的慢性发展的癌症。无论发现乳腺癌早或晚，外科医生在切除乳房以后，总是有一部分患者复发或转移，所以当癌症以肿块的形式出现在个体的乳房里时，或许，整个身体的各个角落都已存在微小的转移的无形的癌细胞，要预断患者生还的可能还是很难。

医治乳腺癌，就是从采用传统的扩大的根治手术到减小创伤的保乳手术；从使用具毒性、针对性差的化学治疗药到研制毒副作用轻的生物靶向药；从研究治疗手段到强调预防的重要性的过程。过程中，生死预断，总难绕过。分子生物学技术的广泛应用为乳腺癌患者的分型诊疗带来了更多生还的希望，预后的研究也为医生的治疗决策提供强大的数据支持。临床数据提示，早期乳腺癌患者生存率和治愈率均大于进展期乳腺癌患者。

然而癌症的侵袭转移性和不确定性，让死亡也扑朔迷离。当今乳腺癌患者的诊断和治疗有了更多个体化选择的余地，大大提高了生存率，降低了死亡率。医疗的个体化的概念不仅仅在于肿瘤的个体化的治疗方案，更在于每个人。对于早期乳腺癌患者而言，治疗目标是最大可能达到临床治愈。对于晚期患者而言，治疗目标则主要为缓解症状，提高生活质量，延长生存期。世界卫生组织（WHO）将患者实现10年无病生存定义为临床治愈，十分庆幸越来越多的患者走向治愈。

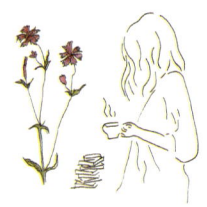

亲爱的，请耐心等待

汪洁

病理诊断助乳腺肿瘤手术选择

外科手术室里，无影灯下，忧伤的小美，正躺在狭窄的手术台上，而我要为她做乳房肿块切除手术，她在手术之前被诊断为乳腺癌可能。

经历局麻下的乳房肿块切除手术后，她留在手术室，切除的肿块标本被送到了外科病理室，病理科医生在拥挤的办公室，将标本冻结、切片、染色和微观检查癌组织，结论将决定小美的乳房和乳房之外的淋巴组织是否需要被切除，这个过程一般需要20分钟。

20分钟的等待时间并不长，病理科医生电话告知冰冻切片需要再重复一次，再次等待20分钟，冰冻病理结果是"导管原位癌，有无浸润请等石蜡病理结果"。给到的结论，提示我，小美可以选择全部乳房切除或部分乳腺切除，而是否需要切除淋巴结还不确切，小美只有等待更确切的石蜡病理结果。

▶ "亲爱的，请耐心等待，等待石蜡病理结果，因为只有确定癌症的病理分型，才可以更精准地选择你的治疗方案。"我对小美说。

▷ "好的，我等。谢谢你！"

这次等待时间是一周。一周后，石蜡病理报告为"导管原位癌"，与小美说明沟通后，小美同意做乳房部分扩大切除手术。

小美又被推进手术室，全身麻醉后，在乳晕周围注射蓝色的染剂，选择原手术切口，切除原肿块边缘1厘米的部分乳房组织，在上、下、内、外、底各取切缘组织，送去病理科做冰冻病理以明确切缘有否癌细胞残留，等待30分钟，结果是下切缘有癌细胞残留，再次扩大切除下切缘组织，第二次取下切缘组织，第二次送冰冻病理，第二次等待 30 分钟，这次切缘没有癌残留。还在小美的腋下胸大肌外侧缘处选择 2 厘米切口，寻找并切除被蓝染的前哨淋巴结，送病理诊断，看是否有腋淋巴结转移，再次等待 20 分钟，没有淋巴结转移。

此时，小美的手术切除范围被认为完成，整个手术时间过程，仅仅等待病理诊断的时间要超过切除部分乳房组织和前哨淋巴结的时间。

年轻的小丽从外地预约了我的门诊，匆匆赶来诊室，拿出她在外地已经切除的乳腺肿块并诊断为乳腺癌的病理报告，她要求继续在我这里治疗。

我查看她手术的部位，位于右乳外上象限，见有一放射状的切口，长约 3 厘米。我告诉她必须拿到她原先手术的病理切片会诊和进一步完成分子病理诊断，也就是免疫组化的检测结果，这十分重要，病理诊断是决定她后续治疗的不可或缺的依据之一。

小丽办了住院手续，而她的先生返回老家去借她的病理切片。她积极配合下一步治疗的全身检查和准备，病理切片一刻也没有耽误地送去外科病理室，我向病理科医生说明患者的情况，希望可以加快病理检测的速度。但是，我知道病理检测需要非常严谨的过程，不能有半点疏忽，所以这过程往往需要 5~7 个工作日，才会有一个准确的结果。

小丽完成了全身检查，但病理报告还没出来。她害怕太长的等待，害怕乳腺癌在她的身体中肆虐，她希望早些知道结果，可以尽快接受下一步的治疗。

▷ 五天后，查房时，她又问起她的报告："我的病理报告出来了吗？我好担心。"
▷ "亲爱的，病理报告有部分结果，但还是要等人表皮生长因子受体 2（HER2）基因检查结果，请耐心等待。因为只有看到所有的结果，才可以更完善地选择治疗方案。"
▷ "好的，我信任你，我愿意等。"

我知道小丽一定会询问这样的问题，在查房时，我把看到的其病理报告中的部分病理结果告诉了她。

如何诊断乳腺癌，除了体格检查和实验室检查、X 线、超声、MRI、乳腺 PET 检查之外，病理永远是最终的诊断。当在体格检查和辅助检查之后，已经初步诊断癌症时，这可能还不是完全正确的判断，只有病理诊断才是标准，肿瘤病理切片染色后的图片如夜空背景下的闪闪星月，神秘莫测，常常多看，始可认明。肿瘤外科学的发展离不开病理学的进展，两者是紧密联结的。

当乳腺发现一个肿块要切除，切掉之后要赶快送去病理诊断，在20分钟内确定肿瘤的良恶性，然后根据良恶性决定手术方式，确定淋巴结是否被切除，这时需要等待；选择手术方式后，手术范围大小的选择，切缘的阳阴性由病理诊断确定，这还需要等待。等待时间与病理科医生的技术和经验有关，一位有经验的病理科医生会相对缩短外科医生和患者的等待时间。

巴尔扎克说："人类所有的力量，只是耐心加上时间的混合。"现代病理学与分子生物学已经重合，核酸分子杂交、免疫组化、基因芯片、DNA序列广泛应用于病理学诊断，使我们对肿瘤的本质认识更加深化，是精准医学时代的科学象征。

最新报道，美国科学家和发明家正在研制一种癌症扫描探测装置，用来快速检测手术后的残留癌细胞，不同于传统病理检测肿瘤的良恶性或切缘有否癌残留，是不需要等待太长时间。省时的同时，更多的是省力、省钱和精准。同时计算机技术、人工智能已慢慢融入现代肿瘤学的诊断治疗领域，也许未来，会研究开发出更快速更便捷的肿瘤诊断技术。

"亲爱的美丽们，请耐心等待。"

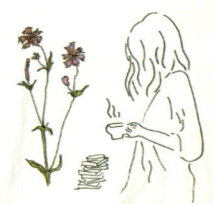

站在人生的风口上

汪洁

"前哨淋巴结"活检的重要作用

我和秋姐的交往断断续续,各自忙碌,平时只在微信QQ联络,常常很久不联系,有重要的事直接一个电话。率性的秋姐,人生并非一帆风顺,也有曲折和艰辛。当步入人生的初秋,心态依然年轻,事业蒸蒸日上,生活井井有条。我佩服她对人生的态度,为美丽的生命而努力地活。然而,不觉得秋季凉意让她一场惊梦。

初秋,门诊患者显著增加,可能是夏季的酷热阻挡了就诊者的脚步,而秋季的凉风柔语催促着那些人们。门诊日,秋姐来了,一身红色的职业套装,好久不见,她还是那么活力四射,先前她有乳房的良性病变,也一直来我门诊随访,我知道她无事不登三宝殿,她来门诊是又到了一年一次的常规乳房检查时间。

▷ 秋姐说:"一直讲我的身体问题就交给你解决,这次来找你,身体真的有问题了,我摸到右乳靠腋下的部位有一个肿物。"

▷ "每年的乳房检查总是有小结节的,不会还是那些问题吧。"我轻松地回答,并让秋姐躺在检查床上,解开上衣。我用手触摸她所指的右乳触及肿块的部位,那里确实有一枚黄豆大小的活动的肿物,我觉得像一枚腋部的淋巴结,而双侧乳房的触诊和原先的手诊相似,只是觉得病变有加重趋势,我写了申请单,让秋姐去做乳腺超声和X线摄片检查。

▷ 秋姐远去,3个小时的门诊结束,当我快要走出楼道口时,一阵凉风吹来,见秋姐站在风口。我上前招呼她,她对我说:"我已经完成了两项检查,正想着你是否还在门诊,乳腺X线摄片不排队,很快完成,但超声检查当天没号了,我去预约了特需专家的超声检查,虽然支付多一些挂号费用,但节约时间,而且我相信超声诊断专家的经验，报告的准确性高。"

▷ 我接过诊断报告，从图像显示和报告文字，都指向那枚小肿块，或者就是小淋巴结，而右乳 X 线片上显现的一片结构紊乱区伴钙化也被提及的。"秋姐，我觉得报告有提示你右乳的可疑病变，你可能需要进一步明确诊断。"我自信地说。

▷ "我要怎么办？手术还是随访？"秋姐心领神会。

▷ "也许需要查清楚，还是再约个乳腺 PET 检查吧。"

秋姐一口答应。第二天，她就约到做乳腺 PET 检查，而图像显示是右乳局灶的造影剂浓集区，高度怀疑右乳癌变的可能，那个淋巴结有癌细胞转移的可能，我毫不犹豫地建议她住院手术切除怀疑癌变的病灶，早期干预，明确诊断。

秋姐已经站在人生的风口上，听风轻扰。

在超声定位下，手术切取了秋姐右乳部分外侧怀疑的病灶，术中冰冻病理诊断提示为"部分导管原位癌伴微浸润不除外"，按照原定计划，秋姐继续接受肿瘤周围部分的乳腺组织扩大切除和前哨淋巴结的活检。在右乳晕皮下注射 2 毫升的亚甲蓝染剂，等待 5~10 分钟，在原切除肿瘤的周围继续切除部分乳腺组织，保证离开癌变病灶边缘至少 1 厘米，没有残留的癌细胞，随后切取切缘，上、下、内、外和底部的少量组织。另在右侧腋前部取 1 厘米切口，深入，顺蓝染的淋巴管寻找被蓝染的第一个腋淋巴结，找到那枚淋巴结，前哨淋巴结。前哨淋巴结是右乳癌灶引流区域淋巴结中的特殊淋巴结，是癌症发生淋巴结转移所必经的第一站淋巴结，也正是秋姐自己摸到的那枚淋巴结，切除前哨淋巴结。接着等待术中冰冻病理结果，结果切缘全部阴性，前哨淋巴结阴性，也就是说保证了肿瘤外 1 厘米以上边缘组织无癌细胞，无淋巴结转移。游离剩余正常的乳腺组织，缝合至缺损的部位，缝合两处切口。

由于乳腺导管原位癌属于低度恶性癌症，更在于前哨淋巴结无癌转移，秋姐的手术微创少痕，预后乐观，当秋姐站在人生的风口时，是前哨淋巴结的出现替她挡风阻疾。

乳腺癌外科治疗一定是会关注腋淋巴结的状态，长期以来，无论大或小，总是常规进行腋窝淋巴结清扫，目的是清除转移的淋巴结，确定分期，估计预后，及后续制定综合治疗方案。20世纪90年代开展的乳腺癌前哨淋巴结活检，由于能够较准确评估腋窝淋巴结状态、最大限度地保证患侧上肢功能、提高患者生活质量，而成为研究的热点之一。

淋巴结是机体免疫系统的一部分，淋巴结通过淋巴管道相连遍布全身，颈部、腹部、腋窝、腹股沟等可见淋巴群。前哨淋巴结活检术在早期乳腺癌的治疗中运用得越来越多，明确腋窝淋巴结情况对疾病的评估、手术方式的选择、术后治疗的选择都至关重要。腋窝淋巴结如果发生了转移，需要将它们完全清扫干净；如果腋窝淋巴结没有癌转移，原则上是不需要清扫，也就避免了术后患者患侧上肢活动受限和水肿的并发症。

前哨淋巴结被认为是乳腺癌淋巴转移的第一站，乳腺区段切除术加前哨淋巴结活检术是目前乳腺癌外科治疗中的微创手术。术中在腋下作一小切口并准确地将前哨淋巴结切除、活检，若病理阴性则结束手术，若阳性则根据国际共识指南做或不做腋窝淋巴结清扫，因此准确寻找到前哨淋巴结便成了手术中的一个重要环节。目前有三种方法来寻找前哨淋巴结：蓝色染料法、核素探测法，荧光探测法。基本上保证接近100%地找到前哨淋巴结。

根据前哨淋巴结活检结果决定腋部手术的范围，术式也趋向更精美、更加优化，是当今乳腺癌在分子基础上的个体化和综合化治疗理念的完美体现。

前哨淋巴结作为阻止肿瘤细胞从淋巴道扩散的屏障，其临床意义已受到人们的重视。前哨淋巴结定位、活检可以有效避免腋窝淋巴结清扫所造成的创伤，从而避免术后的损伤。有关前哨淋巴结的研究报告已不限于乳腺癌，对其他早期恶性肿瘤施行扩大切除范围的根治性手术也正受到挑战。进一步缩小手术范围，减少手术给患者带来的创伤，提高患者生活质量的癌症治疗发展方向正受到人们的关注。

对于致病原的进程和迁徙，对于人体的针锋相对的免疫对抗，癌症的研究领域越来越进步和深入，治疗方法包括手术切除、放射治疗、化学治疗及靶向治疗，这些疗法的共同特点都是针对肿瘤本身，希望通过切除或抑制肿瘤细胞的生长来达到治疗的目的。20世纪90年代关于乳腺癌前哨淋巴结的发现，是医学研究意识到人体的免疫系统在癌症发生时的积极反应，而21世纪的今天，大量的研究都集中在如何提高抗肿瘤的免疫反应上，解除抗肿瘤的T细胞的抑制状态，从而恢复机体的抗肿瘤免疫反应而达到控制肿瘤的目的。

与癌症作战，如果说前哨淋巴结像哨兵前方守卫，那么抗肿瘤免疫就是后方大部队的全面抗击，癌症研究已经站在肿瘤免疫的风口上，现在已有 CTLA-4 抗体和 PD-1 抗体药物（能够解除 T 细胞的抑制状态）在临床上被应用。期待乳腺癌的免疫治疗研究深入进展。

对于秋姐来说，初秋听风轻扰如烟云，欣喜重又染上了深秋的金色。初秋的风口微凉，人生的风口走过。

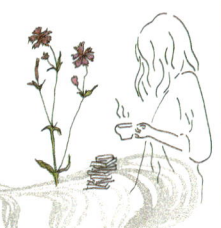

切缘疑云

汪洁

保乳手术切缘的重要性

如果她没有去参加乳房检查，
如果她没有为检查结果提示一枚良性结节而疑心，
如果她没有把她的担心告诉她曾经也是外科医生的兄弟，
她现在就不会躺在这么孤单的寒冷的手术室里，她一定是这么想的。

她，可云，是位平凡的女子，48岁，一枚小小的肿块毫无征兆地出现在她左侧乳房的内上方，是因为她参加了体检，由超声检查发现的，但检查结果提示是良性结节，她是心细之人，把结果告诉了她的弟弟，曾经也是外科医生的弟弟，于是我的手机在那天深夜响了，是我的同行打给我的。

▷ 电话那头传来稳重好听的男中音："您好！不好意思这么晚打扰您，好久不见，有事问您？"

▷ "您好！没关系，是不是谁病了？"我还没睡。

▷ "是我姐，这边医院查出她有乳房结节，她不放心，非得让我找您问问，我把她的报告发过来，可以吗？"

▷ "可以，我先看看。"马上就传来了超声报告。

▷ 我看了看报告上的图像，虽然不怎么清晰，但隐约中，我判断肿块有疑问，我在电话中说："我觉得需要进一步确诊，再查一次，或者干脆做一个小手术，乳房肿块活检术。"

▷ "我知道了，我再和我姐和姐夫商量。谢谢了！"

▷ "不谢。"我的同行挂断了电话,我心里还想着那个报告。

一周以后,可云住院同意手术,手术前她又做了乳房X线摄片,这次摄片清晰地呈现出在右侧乳房内上方深面一枚小于1厘米的肿块,边界有芒,像个微小太阳的形状,这是典型的癌的样子。因为这样的术前诊断,我问她的弟弟一旦手术活检确诊是乳腺癌,后续手术方式选择做保乳手术还是全乳切除术?我的同行极力要求尽可能保乳,我也是觉得可云有保乳的希望,毕竟她的右乳肿块很小,而且位置离开乳头也有一定距离,我表示一定尽力。

手术开始了,先局麻下做右乳肿块切除术,随后术中等待快速冰冻病理结果,正如预料的结果,冰冻病理报告为"右乳浸润性乳腺癌",我对睡在手术台上的可云说:"别紧张,我们还需要再多切除一些组织,你只要再睡一觉,很快手术就结束。"

随后,麻醉师很快让可云睡去,我和我的助手一起又在原先的离癌灶1厘米的周边做更多的组织切除,以保证癌的边缘不会有肿瘤组织残留,同时,切取四边的组织,送去冰冻病理诊断,病理报告提示切缘没有癌组织累及,这样乳房就暂时保住了。接着我们还是要做右腋下淋巴结活检术,以明确癌是否有淋巴结的转移,以作为术后的治疗依据。

手术顺利地完成,我欣慰于保乳成功,可云术后二天就出院了。一周以后,我跑去病理科询问可云的石蜡病理结果,当我看到报告上写着"扩大切除组织见肿瘤残留,下切缘深切后见有肿瘤累及,右腋下淋巴结5枚见癌转移",我几乎不能相信我的眼睛,难道我看错了,没错,病理科教授十分明确地说,已经反复读片证实。

我把石蜡病理告诉了我同行,说明可云的乳腺癌类型是一种预后较好的乳腺癌类型,但切缘阳性,淋巴结转移,保留的右乳有残留癌的风险,必需再做第二次手术。再次面对面,坐着可云和她的丈夫。

▷ "不是切缘阴性吗?怎么又变成阳性呢?"可云的丈夫一脸疑云。
▷ "冰冻病理结果有小概率的假阴性,石蜡病理才是更全面、更细致的结果,准确性高。"我解释。
▷ "我是不是需要全切乳房?还可以保乳吗?"可云用胆怯的眼神望着我。
▷ "就目前再次评定的病理分期,癌细胞可能有乳房内扩散和腋淋巴结转移。所以保乳有风险，建议全乳切除。该切除，还是不切除，由你们决定。"

最后，可云和她丈夫、她弟弟商量后做了右乳的切除术。术后的乳房标本，做二次病理诊断，报告显示有癌残留，同时脉管内可见癌栓。

因为经历了两次手术，最终病理诊断的改变，在制定后续的治疗方案时，可云的丈夫还是将信将疑，难以接受这样的诊断结果，他们又将病理切片送去一家本市病理界最权威的三甲医院会诊，会诊意见与原来诊断一致。

可云手术恢复得很好，她和她的家属已拨开疑云，坦然地接受后续的化学治疗、放射治疗和内分泌治疗。

乳腺癌是女性中最常见的一种恶性肿瘤。得知自己患上乳腺癌并且不得不失去乳房，对任何女性而言，都是沉痛的打击。

肿瘤分期是医生根据肿瘤扩散程度进行的一种评级方法，用来决定患者需要进行哪些检查及最佳的治疗方案。肿瘤分期的评定通常需要进行两次。第一次评定需根据治疗前的检查结果，称为临床分期。因为在手术之前，无法知道癌细胞的扩散程度和已被癌细胞浸润的腋窝淋巴结数的确切情况。第二次评定是在术后，当医生获得了最终的病理结果时，这次评定称为病理分期。病理科医生通过显微镜下观察细胞样本来确定癌细胞的存在。病理分术中冰冻病理和术后石蜡病理。冰冻病理报告是乳腺活检时的快速病理结果，以此给到外科医生术中的手术判断，而石蜡病理报告是外科手术后，取出的乳腺组织和其他组织的病理结果，它是更准确更细致的结果。

乳房肿块切除手术是把肿瘤和肿瘤边缘附近的一些正常组织切除。正常组织叫做手术切缘。保乳手术是指保留部分乳房组织，尽可能保证残留组织没有癌细胞残

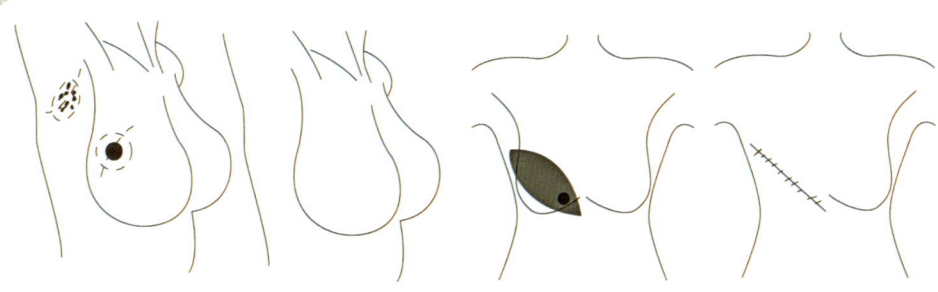

留的乳腺癌的手术方式。从乳房肿块切除术切除的组织，在术中会被送到病理科进行癌细胞检验，检验癌细胞是否扩散到手术切缘的边缘。如果切缘阴性，就认为已足够切除范围，但是那些隐匿的微灶癌细胞还是不能被发现，所以保乳手术的患者，都要求用放射治疗加以补救。可云第一次手术冰冻病理切缘是阴性，就是可能没有发现更微小的癌灶，而当石蜡病理更进一步的深切时，发现了隐藏很深的癌细胞，所以切缘变成阳性。因为石蜡病理结果发现还有癌细胞残留，所以可云需要接受第二次手术。第二次手术通常还是乳房肿块切除术，但有时候可能需要进行乳房切除术。

接受保乳治疗，无论如何，切缘始终是一个重要的因素，是外科医生经常争论的话题。在乳房肿块切除术之后，手术切缘发现很多部位有癌细胞残留，是不可以保乳的；手术切缘显示一部分癌细胞，可能保乳风险大；如果在乳房肿块切除术中的手术切缘没有癌细胞，完全可以保乳。

乳腺癌绝对不是我们想象的那么简单，可云的乳腺癌，最先临床评估分期是Ⅰ期的预后较好的早期乳腺癌，而最后病理分期成为Ⅱ～Ⅲ期的高危复发的非早期乳腺癌，这就是癌的复杂性。

无论保乳或不保乳，无论切缘阴性或阳性，乳腺肿块的病理诊断报告总是藏着患者的命运，就像大法官决定着判决。而可云的这个判决不仅决定了她的外科手术的方式，也决定了后续的治疗方案。美国医生谢尔温·努兰德说："虽是同一种疾病，但它对人体发动攻击时，均有其独特的方式，可以说是因人而异的。"可云的乳腺癌的病理结果虽叫人伤心，叫人生疑，但是预后的好坏永远只是一种可能，我们还没看到事实。

可云，你一定要乐观，一定要坚强。

在胸部和生命之间选择

汪洁

乳腺导管原位癌的外科诊治

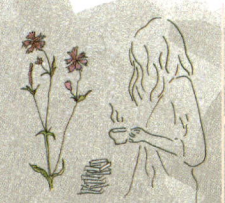

十年之前，露西35岁，某天清晨在床上翻来覆去睡不着，竟发现自己胸部有硬块，于是她来到我的诊室，做乳腺检查，做了手诊和乳腺X线检查，结果显示乳腺内存在囊肿和结节等良性增生的病变。

露西告诉我在那个清晨，她很害怕，躺在床上几个小时持续地想"会不会是恶性的肿块，它是不是会消失？"

当然，它还是存在，她打算什么也不做，因为她害怕，她不想去医院就诊。

后来，她还是勉强自己来了医院，自那以后，露西时不时会出现在我面前，她说那片原先硬块的区域常常隐隐作痛。

在几年来多次的随访以后，露西曾两度做两侧乳房的病灶切除手术，并做了切片病理检查，结果证明都是良性的乳腺导管病变。两年前的一次复查，发现她的一侧乳头有不正常的分泌物，是一种淡红色如血的颜色，我建议她做乳管镜检查、超声检查和乳腺X线检查。乳管镜发现有乳腺导管病变，超声显示双侧乳房均有不均匀的病灶，而在X线摄片更显示有比较大范围的粗细钙化。

露西免不了再次的手术，面对这一次手术，对她来说是很大的冲击。她问我会是乳腺癌吗？她会不会失去乳房？我要求她先接受一次小小的乳腺穿刺手术，将乳房内高度怀疑有癌变危险的病灶找出来，然后等待病理判定。

露西的左乳穿刺病理结果是一种乳腺癌前期的未转移的导管病变，即所谓的乳腺导管原位癌；而右乳穿刺结果是乳管内的多发导管瘤变。

根据这样的结果，我建议她保乳，做双乳的部分切除，即移除原位癌病灶及其一部分病变组织，后续配合放射治疗。

▷ 露西说："我已经反复经历多次手术,如果切除部分乳房,保留下来的部分再次复发怎么办?是否还会进展?是否要现在就切除乳房,预防再次手术和复发?"

▶ "目前还没有办法预判复发和进展的可能,选择全乳房切除可能会降低复发风险,但也以失去乳房为代价;而保留乳房加放射治疗,在维护女性美丽特征的同时也是尽最大的可能治愈疾病。"我让露西考虑。

▷ "我不想失去乳房,我更不想失去生命。"露西的话代表了大多数罹患乳癌患者的心声。露西经过多方咨询,最终选择了只保留乳头乳晕的双侧全乳腺切除+重建手术,在乳房和生命之间,她认清了新的自己。

遇见露西这样的患者,大多数乳腺外科医生会建议手术切除整个乳房,也可以切除部分病变组织保留乳房辅助放射治疗。

而露西选择的保留乳头乳晕的双侧全乳腺切除+重建手术,在降低复发风险的同时,更为维护女性的生命的自信和尊严。

对于乳腺原位癌和癌前病变的女性患者,切除乳腺组织+保留乳头乳晕复合体+乳房重建的术后美观效果较好,但对于乳头保留乳房切除术的主要顾虑在于,保留乳头乳晕复合体可能遗留乳头病变的隐患,带来癌局部复发的风险。现代外科学治疗乳腺癌在保留乳房手术的安全性、乳头乳晕复合体的癌变复发率以及生存率,缺乏长期随访数据。

在一项中位随访85个月的早期乳腺癌研究发现:在随访期间,乳头保留乳房切除术后乳腺癌首先复发于乳头乳晕复合体39例(占总数的4.1%),而5年累计乳头乳晕复合体乳腺癌复发34例(占总数的3.5%),这表明乳头保留乳房切除术+即刻乳房重建术后,乳头乳晕复合体乳腺癌复发率较低。

在替那些徘徊在手术是否保乳边缘的患者制订方案时,在决定是否保留乳腺手术之前,外科医生应该考虑是否存在多病灶或多中心病变、激素受体阴性或人表皮生长因子受体2(HER2)阳性、组织学分级较高、导管内成分广泛阳性等乳腺癌肿瘤生物学特征的风险因素。

乳腺病变,尤其是乳腺癌,对某些女性来说,的确与生存息息相关。当发生乳腺癌变时,选择手术方案的患者,关注的焦点并非乳房本身,而是它所攸关的生与死。时至今日，罹患乳癌和癌前病变的女性患者，并不表示她因此将失去胸部和生命，露西是最好的证明。她的胸部仍然保持对称性和平衡性，看起来好像癌症从来没有发生过一样。

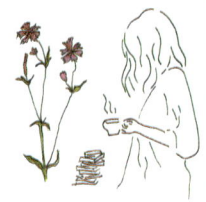

口袋，只为芳华

汪洁

一种保乳加重建的乳腺外科手术

她是那么美丽纯洁，浓密的秀发，一对娥眉，一双杏眼，高挺的鼻梁，粉色的嘴唇，白皙的皮肤，苗条的身体，她是如此完美的女子，可恨的乳腺癌为什么要找上她，红颜多不幸。

她才28岁，名芳华，青春年华的她，被外院病理诊断为乳腺癌。她来就诊时，肿瘤已经占据她的大半个右乳，她延误了治疗时机。

▶ "芳华，你是什么时候发现肿瘤的？是否很久了？为什么不早点去医院诊断？"我对着她秀气粉黛的脸，抛出了一连串的问题。

▷ 她那可怜可哀的眼神，仿佛在说，我怕，我怕是乳腺癌，我不敢面对。而我想着多少乳腺癌患者因为害怕而没有在第一时间去治疗，从而延误病情，甚至断送了生命。

▷ "我后悔没有及时来诊断，还来得及吗？我不想失去乳房。"芳华开口说。

▶ "我不会马上替你做乳房切除手术，现在要做的是与我讨论手术之前的治疗方案。我建议先做新辅助治疗，希望通过治疗使你的乳腺癌可以达到临床缓解，也就是说肿瘤缩小或消失。随后再做外科手术，手术方案的选择就在于新辅助治疗的效果。"

▷ "我是不是不用完全切除乳房？"

▶ "那得看你的治疗效果。希望你好运！"

芳华在谈话以后，完成6次新辅助化学治疗，肿瘤明显缩小，但在评估她的术式时，由于她的右侧癌块范围不足以保证保留乳房手术的彻底，左侧乳房也有多发的肿块，并且她有家族遗传性乳腺癌基因突变，为了尽可能减少复发的风险，建议她切除双侧乳腺组织，但保留乳头和乳房皮肤，随后即刻实施双乳假体重建。

在芳华的胸部乳晕处选择一个小切口进入，用电刀切除所有乳腺组织，保留乳头，保留乳头周围更多的皮肤，称为乳头皮肤复合体，就像一个"口袋"。整形外科医生在口袋里植入假体，一种天然的皮肤植入产品。同样手术在对侧乳房重复，又是一个"口袋"。

当一切按计划完成时，当芳华从麻醉中被唤醒，她的胸部仍然保持对称性和平衡性，看起来好像癌症从来没有发生过一样。

从前，对大部分乳腺癌患者来说，手术是很常见的治疗选择。按照肿瘤的大小、位置和扩散情况，所进行的手术可能是乳房根治性切除术、乳房切除术、腋淋巴结清扫术等。从前，乳腺癌患者手术后，胸部往往留下一道很长很深的瘢痕，致命的癌症和残缺的身体对她们是双重的打击。

随着**乳腺**外科手术技术的改进和器械的发展，肿瘤药物的研发，一路走来，外科医生**已经很少做根治性的乳腺切除**，而是更多地选择保乳手术或保留乳头皮肤复合体的乳房切除术或前哨淋巴结活检术，医学专业人士认为保持癌症患者的精神和福祉是与癌症治疗息息相关的。

罹患乳腺癌的芳华需要切除乳房，她又是家族遗传性基因突变的乳腺癌高危女性，所以保留乳头的双侧乳房切除即刻假体植入整形对她来说是很好的结果。这是较小损伤的乳腺癌手术，减少不适和缩短复原时间，可以更快接受手术后的治疗，例如术后的放射治疗和内分泌治疗。在手术前新辅助化学治疗肿瘤缩小不能足以保证保乳术的完全切除肿瘤的情况下，这种手术也可以在肿瘤较大的情况下进行。另一个好处是避免长期使用不舒服的坚硬的乳腺扩张器来承受后续塑形的痛苦。

"口袋"，因节约乳房皮肤而成，这个外科手术是在割除整个乳房时保留更多的乳房皮肤，有效利用了患者自身的组织做乳房重建。这个手术的选择除了尽力挽救芳华遭受癌症打击的生命，也避免了承受残缺的身体对精神的伤害。

尽力挽救，只为芳华。

你可以拿回你的乳房

汪洁

重建乳房的生命意义

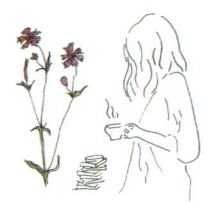

美国某医院的妇女中心门诊，除了几位男性医生以外，几乎是清一色的女性医师、护理师、临床研究员、助理、护工。而预约来这里的患者都是女性。由女性医护人员为女性患者服务，互相之间更容易理解和沟通。

一位31岁的年轻患者Lisa走进诊室，她是预约来看她右乳肿块的穿刺活检结果的。她的外科医生，热情地给了她一个大大的拥抱，让她坐在她身边，坚定而清晰地告诉她：

▶ "我们发现了你身体中的癌症，我们需要切除你的乳房以拯救你的生命。"
▷ "活检手术回家后，我一直忐忑不安，昨夜做了一场噩梦，我失去了我的乳房。" Lisa沮丧不已，空气中似乎有一种令人窒息的气氛弥漫着。
▶ "你有了解乳房整形手术吗？" 医生打开电脑，给Lisa看已接受乳腺外科整形手术的患者术前术后的乳房改变图示："我们在整形外科上做得很成功，你可以拿回你的乳房。"

当Lisa听到外科医生自信而温馨的话语，她的眼前似乎见到了黑夜里希望的灯塔，心里突然就明亮起来，她决定接受医生的治疗方案，切除乳房，但也要拿回乳房。

Lisa接受了全乳房的切除手术，当她面对手术之后的胸部瘢痕和术后化学治疗的同时，她开始寻找她的整形医生，整形医生告诉她，她的重建手术可以选择假体重建或自体移植。

▶ 最后一次术后化学治疗来门诊，她又见到她的外科医生，相互问候之后，医生问道："你一切恢复得还好吗？有没有预约整形外科医生门诊？决定什么时候开始整形手术？"

▷ "是的，已去见整形外科医生，但我还决定不了是做自体移植手术还是做假体重建手术。我还是时时噩梦，不全是担心乳腺癌会复发，还担心如果置放假体，会诱发癌复发吗？"

▶ "大多数的患者选择假体重建乳房手术是安全的，它比自体重建手术创伤小，术后恢复快。你可以再考虑，听取整形外科医生的意见，做出你自己的决定。"

▷ "好的，我会考虑，我要拿回我的乳房。"

Lisa 是右侧Ⅲ期乳腺癌患者，乳腺癌病理是三阴性乳腺癌，因此她在前期切除右乳手术之后，听取整形外科医生决策，确定行Ⅱ期右侧自体腹直肌皮瓣移植乳房重建手术。

手术台上，患者开始麻醉，整形科医在患者的右侧胸部和腹部测量组织，划线标记，消毒手术区皮肤和铺巾。手术开始。在腹部设计腹直肌皮瓣，切开皮瓣上下缘皮肤，显露腹直肌，解剖腹壁动静脉，制成带肌皮血管穿支的皮瓣。将游离的肌皮瓣通过上腹部隧道与胸部相连，并转移到胸部，修整皮瓣大小形态，重建右侧乳房，再修复腹壁，在右侧胸部和下腹部切口内置负压引流。长时间的精细手术终于成功完成。

术后 Lisa 恢复不错，转移皮瓣的血供良好，一周后拔出负压引流，再造乳房外形满意，术后 3 个月 Lisa 又做了乳头再造，完成了乳房重建的整个过程。她恢复了工作，也爱运动和交友，不久她结婚了，又是一个如蝴蝶般破茧重生的新生命，她快乐而健康地享受着生活的美好。

乳腺癌是全世界女性生命中的噩梦。在中国，大多数得了乳腺癌的女性，首先想到的是我的乳房必须切除，我宁要保全生命。而在美国，一旦女性被诊断乳腺癌，她早已通过各种女性关爱宣教了解到一些最基本的乳腺癌常识，如粉红丝带活动等，所以首先想到的是我的乳房怎么拿回来，然后才是让生命延续。

在有关乳腺癌的诊断治疗的外科手术、内科化学治疗、放射治疗技术、影像诊断、基因研究、护理关怀等方面的强大的多学科支持下，外科治疗的理念和方案迅速发展。在美国，乳腺癌外科保乳手术占所有乳腺癌手术的50%，其中术中一期重建占20%~30%，二期重建占15%~20%。而在中国，保乳手术和整形手术的需求比例明显低于西方，这与乳腺癌患者的宣教和接受程度，以及外科医生自身的技术和理念有关。这样的手术目前国内也有多家医院开展。

乳腺外科医生一般只做乳腺癌切除手术，而做乳房重建手术的医生叫整形外科医生，他们有丰富娴熟的整形技术，先进的手术设备，使大多数的乳腺癌患者没有失去乳房，而是在赶走癌症以后，又拿回了乳房。整形手术有：保乳术后的一期整形术，或假体移植，或自体移植，也就是乳腺癌切除术后的乳房再造，可即刻施行；二期整形手术，是在乳房切除手术后的几个月甚至更长时间才施行。如果是乳腺癌手术后需要放射治疗的患者，二期手术可在停止放射治疗后6~12个月施行。

乳房重建的假体材料自20世纪30年代出现至今，对女性来说，是一场重塑美丽的革命性运动，它使用于80%的隆胸女性和20%的乳腺癌整形重建的女性。20世纪50年代始，美国就流行隆胸和抽脂的美容整形手术，促进假体材料的工艺和设计也有极大的改进，目前已不再使用硅胶材料注射隆胸，而是使用硅胶整体植入物和硅胶水袋植入物，柔软而安全。

除了自体腹直肌皮瓣移植乳房重建手术以外，乳腺癌外科保乳术乳房重建还有自体背阔肌皮瓣移植，假体植入，或同时带自体肌皮瓣、脂肪皮瓣、假体的移植等方式，这需要根据患者乳腺癌临床分期，化学治疗和放射治疗的选择，自身情况和意愿，家庭经济情况等，与她的外科医生讨论才最后确定方案。

越来越多的乳腺癌患者选择保乳手术加整形手术，是当今肿瘤医学进步和发展的结果。当噩梦醒来，当主治乳腺癌的医生说"我们需要切除你的乳房来拯救你的生命，但我们的整形手术也会成功，你可以拿回你的乳房"时，她们的心清晰明亮，生命的灯塔就在前方，她们已准备好走下去，迎接挑战，重塑美丽。

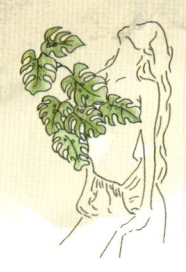

谁知莫名花湿色

汪洁

病因复杂的乳房湿疹

"虽然乳房的角色倍受赞扬,但它们也是环境中各种入侵物质的汇集之处。"
——(弗洛伦斯·威廉姆斯)

工作日的某一天清晨,窗外的鸟鸣催醒我,一缕阳光从帘幔中透进来,起床穿衣叠被,洗漱完毕,简单吃了早饭,拿了手机和手包出门,发动爱车,准备出发。

热车的时候,看看手机,天气多云,气温30~37℃,日程安排是上午专家门诊,有一个未接电话和一条微信。打开微信,是谁的?是好友莫姐昨夜写来的:

▷ "你好!我知道你已经休息,只是想你明天早上可以看到此条消息。有急事求你,我家小女莫莫一人在日本东京求学,近来乳房皮肤一直瘙痒,乳头溢液,一月前在当地医院也查过,结论是乳腺结节,也治疗了,但一个月了没见好转,乳晕周围还蜕皮,莫名我就紧张了,有坏预感,我在国内又帮不了她,怎么办?你知道我们家有家族遗传的,只能求助你了。"

▶ "莫姐,我大概了解了莫莫的情况,我先去医院上班,等空了联系你,莫急。"我简短地回复,放下手机,开车去医院。

从南一路向北,市中心小堵,准时到医院,预约的病号早已门口等候,准时开诊。

上午的门诊中,有一位母亲陪女孩来就诊,讲述她女儿的症状也是在乳晕周围有皮疹和蜕皮,一直未愈,体检见女孩的右侧乳晕色深红,似皮炎改变,这让我想起莫姐描述的莫莫的症状和这个女孩相似，我写了病历并替女孩手诊，告诉女孩母亲可以先做个乳房超声检查，同时看皮肤科门诊，再来随访。

▷ "不会是有坏的可能吗？网上查询好像与乳房湿疹癌的情况接近，是乳晕湿疹吗？湿疹癌又是什么情况？"女孩母亲接过病历，惴惴不安地问。
▶ "先去检查吧，最近天热，一般是乳晕湿疹，要避免劳累和刺激饮食，来随访。"我再次叮嘱。

此时，我想起莫姐也等着我的回复。打开微信，看到传来的莫莫初病时和随后复查的图片和报告，我边思考边回复莫姐：

▶ "莫姐，莫莫的情况是这样，先前乳房表面皮肤的红疹已好转，就图片看，蜕皮和痒证还是皮肤表面问题。检查结果是良性表现，就不用太担心，告诉她注意劳逸结合，乳房表面湿疹处继续局部处理，内部的变化等一段时间再随访。"
▷ "看百度一整天，没有吃饭，也睡不着，觉得像乳头湿疹癌，越想越怕，各种纠结，总算等到你的回复，太谢谢你了！"没想到手机那头的莫姐和门诊就诊的女孩母亲有同样的心结，原来她们早已是自己在寻找病的原因，女孩们乳房的病变让母亲们忧心忡忡。

莫姐是心素之人，多年之交，她们家有三姐妹，莫姐最小，姐妹三人曾经先后来找我诊治过乳腺疾病。莫莫长得如花似玉，小鸟依人，莫姐和莫莫，母女俩相依为命，直到莫莫去国外读书，她们才分离，现在莫莫一人在外，乳房出现症状，莫姐担惊受怕，莫名紧张，也是情有可原的。

▶ "常常见女孩乳头乳晕湿疹，但很少有女孩得乳头湿疹样癌。别胡思乱想，赶紧吃中饭，下午睡一觉。"写完这条微信，我也脱了白大衣，在离开诊室的路上，我脑中还历历在目的是莫家三姐妹的身影。

夏季闷热，是皮肤病的高发季节，我在诊室接诊到的乳房湿疹的患者多了，而且以女孩为多。女孩似玉，乳房如花，天下妈妈心，女孩是妈妈心中最娇嫩的花朵和深深的爱，花房有病变，真是要费心地给予病因解释和适当治疗。

乳房皮肤湿疹样表现，病因复杂，发病的相关因素可能是内在的，或是外在的，往往不易明确。常常考虑为由外部各种侵袭所致的过敏，乳房内部的慢性感染以及消化系统功能障碍，内分泌及代谢改变，精神紧张抑郁和过度疲劳等所致，一般认为与变态反应有一定关系。其表现有炎症、瘙痒、迁延等。中医认为是饮食失节伤及脾胃，致使湿热内蕴，浸淫肌肤；或因素体虚弱，脾虚不运，湿邪留恋，肌肤失养所致。

乳房湿疹不是遗传性疾病，但往往有一定的家族倾向，这可能与遗传的过敏素质有关。乳房湿疹样癌，很少见，是乳头皮肤的恶性肿瘤，以一侧乳头乳晕区刺痛、瘙痒、皮肤湿疹、红斑、结痂为特征，并常伴有乳房内的浸润性乳腺癌和原位癌，又称为佩吉特病，平均发病年龄为60岁左右。乳房湿疹多为双侧，局限于乳晕区而乳头正常，如经过一段时间的治疗，未有好转，并有加重趋势，可以细胞学和病理学检查加以鉴别。

"虽然乳房的角色倍受赞扬，但它们也是环境中各种入侵物质的汇集之处。"美国作家弗洛伦斯·威廉姆斯在《乳房：一段自然与非自然的历史》一书中，针对这个已有医学专科研究的人体器官，仍困惑于现代生活如何以其他的方式改变着乳房和健康。或许乳房湿疹样改变就是现代生活改变乳房健康的一种表现。

莫姐与莫莫母女心连，母女亲密之间，连接的是血缘还是疾病？莫姐为人母，几曾快乐地哺乳，将营养传递；莫莫为人女，接受乳汁中的各种物质，是否也连接上疾病？

"谁知莫名花湿色，千寻万思总有因。"

当今，各种乳腺疾病高发不下，不仅中老年女性乳腺癌发病率高，年轻女孩的乳腺健康也每况愈下，为什么？乳腺疾病的发生，尤其是乳腺癌的习性，一定与现今高度发达下女性生活方式的改变有着千丝万缕的联系。

女性们面对工作负担，孩子教育，人际交往以及其他的社会责任，往往倍感压力，无所适从。如果遇见这种情况，应与信任的人倾诉，分担焦虑不安，不要把担忧藏在心里，学会把自己从压力中解放出来。

美是需要付出代价的

汪洁

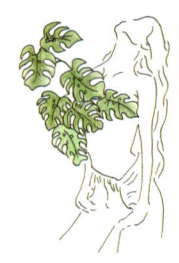

小心隆胸后的乳腺癌风险

小美，25岁，打算在市里一家整形美容医院做隆胸术。她带着乳腺MRI影像报告来我门诊咨询。我眼前的她，是大家闺秀般的女孩，体形修长匀称，清丽脱俗。她请求我帮她看一看影像报告，是否有潜在乳腺病变。我帮她做了手诊并阅片，然后告诉她乳腺有一些增生性病变，需要定期随访。

▷ "我可以做隆胸吗？"小美欲言又止，停顿一会儿，"我的乳房太平坦。"
▶ "你的乳房虽小而平，但觉得在你的整个体型中还是很和谐的。"我明白了她为什么会去整形医院。
▷ "我觉得我的胸部不美，我打算要去做隆胸。整形医院推荐做自体脂肪注射隆胸，才让我做检查。我可以做吗？"
▶ "隆胸是你自己的意愿，选择权在你自己。我只是提醒你，美是需要付出代价的，不止在花费，还在身心的承受。你是否已做好了充分的考虑和准备？"

小丽，30岁出头，她出现在我诊室时，一眼见她是那种小家碧玉般的女子，却带着淡淡的忧郁。她宽衣让我检查胸部。望之，双乳一大一小，完全不对称；触之，严重的结节增生，右乳的外上象限更是一片质地偏硬的团块样增生。在她姣好的面容下面是如此严重的胸部病变。

▷ "我想找你手术，切除病变的组织？"小丽脸色苍白，说："我好害怕。"
▶ "目前你病变的乳腺组织非癌症，但是否需要手术，要进一步诊断。"我边考虑边说。

▷ "我曾经做过脂肪注射隆胸手术,现在就变成这样,我害怕癌变。"小丽低低地说,拿出了她的超声检查报告。报告显示她的双侧乳腺中有多发的如脂肪影像的肿块。
▷ "原来是隆胸后出现的乳腺病变,那样手术是无法将所有的病变组织切除干净的。"

就在小美来咨询脂肪注射隆胸手术不久,已经接受过脂肪隆胸的小丽的遭遇让人唏嘘不已。总有那些年轻女子跟隆胸扯上关系,为了她们所认可的美,面对美丽的选择之门,她们憧憬而决绝。

隆乳术诞生于20世纪初,先后尝试过许多隆乳材料,例如硅凝胶注射和植入、自体真皮脂肪瓣等等。到20世纪70年代末,著有《自体脂肪注射——从填充到再生》一书的美国脂肪移植医生悉尼·科尔曼教授开始尝试在真皮脂肪瓣移植隆胸的基础上利用自体脂肪组织隆胸。目前隆胸手术主要有两种,一种是自体脂肪隆胸,一种是假体隆胸。近几年,脂肪抽吸术日益成熟,利用自体脂肪颗粒注射隆胸越来越受到年轻女孩的青睐。

脂肪隆胸属于自体移植隆胸技术,是将身体腰、腹、臀、腿等脂肪较丰厚的部位的脂肪颗粒移植到胸部的隆胸术。移植的是高活性的自体脂肪组织,在乳腺内多层多点微颗粒注射,注射一周后活性脂肪组织周围形成毛细血管网,拥有了充分的血液供应,脂肪在移植部位存活,隆胸成功。然而,长期的医疗实践证明,无论何种隆胸技术,无论自体组织移植或是假体替代,多少会出现一些无法预料的并发症。

最先的硅胶注射隆胸由于后续的乳房疼痛、肿块、变形和癌变已被摒弃,而假体植入隆胸有非自体组织的排异反应和手感不自然的缺点。脂肪注射隆胸的并发症包括因术中消毒不严格,吸脂、冲洗脂肪或注入脂肪时被污染而感染;注射脂肪失去活性、聚集成块并乳腺局部液化坏死;注射不均匀,脂肪颗粒被乳腺纤维组织包裹形成脂肪瘤、纤维结节或囊性样变。少见有大血肿和脂肪栓塞等致命并发症。

虽说抽出的脂肪百分百安全,但并不代表抽出的脂肪百分百能用。如果采用的抽脂方式是使用共振、超声、电子、激光等抽脂方式,人体脂肪就会被破坏,这样抽出的脂肪存活性几乎为零;只有通过负压技术抽出的脂肪,才能被利用来隆胸。一些隆胸机构将抽脂和隆胸两项手术同时进行,让接受隆胸的女子觉得可以一举两得。可能脂肪隆胸的女孩并不了解移植脂肪存活能力有限,反而片面认为脂肪隆胸是安全无害的。如果将大量脂肪注入乳房，在术后的短时间内，胸部往往能达到非常丰满的效果，但随着时间延长，部分脂肪开始萎缩坏死，乳房也会逐渐萎缩。萎缩坏死的脂肪，一部分被吸收，而另一部分硬化变成脂肪结，类似一个个小的乳房肿瘤就残留在乳房里，埋下隐患。

小丽的乳腺病变就是脂肪隆胸后造成的伤害。这可能跟她选择的隆胸机构和隆胸医生技术的优劣有关，跟她自身的乳腺特点有关。而更重要的是，也就是我提醒小美的话，美是需要付出代价的，在面对美丽的选择之门，一定要充分地认识和准备，慎之又慎。

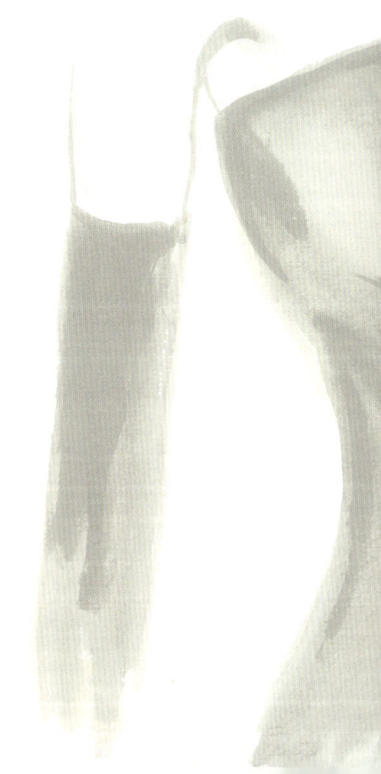

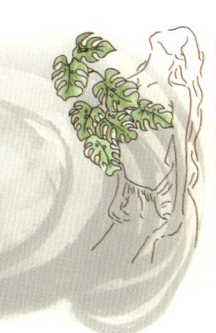

何度

汪洁

未被延误治愈的乳腺佩吉特病

中国战"疫"取得阶段性胜利,医院渐渐恢复了正常秩序。在恢复的首个门诊那天,天下着冷雨,院外是潮湿的气氛,驾车去医院的路上,车少人稀。院内也是冷寂,预约就诊的人很少。

那天诊室只预约了三个就诊者。最后一位是年轻的女性,姓李名度,由她的母亲陪伴着。接诊后,电脑屏上显示出她来自温州,属于需要重点防护的疫区,我询问了她最近住在哪里、去过哪里、有否冠状病毒接触史、有否发热和咳嗽等问题。

▷ "我没有到过疫区,也没有接触史和相关症状。"李度说:"去年秋天来就诊过,后来一直住在浙江的山上寺庙里,你可能不记得了。"

▷ "是啊!医生,她去年也是我陪她来的。"李度妈妈急着说:"那时你让她要住院手术,可她不同意,非要上山出家,我是苦口婆心劝她也没用。"

经母女提醒,我想起来了,李度就是那位被诊断为"乳头湿疹样癌"的女子。她离开诊室时,她母亲快要哭了,她勉强说回家再考虑,几天后给她打电话,一直不接,让我担心着。

李度解开衣襟,退去内衣,我见到她的左乳头已被一片糜烂的组织所取代,有一元硬币大小的范围,上覆血痂,可见病情加重。一拖快半年了,早期癌症不治疗,会进展;延误治疗,会致命。

上次就诊,李度欲上山出家研修,对手术治疗犹豫,期抱佛疗愈。一个月前,左乳头溃烂出血，她也想着下山治疗，但遇疫魔阻隔。"道高一尺，魔高一丈。"此时，出家人在本性上，还是希望佛立马将她从病魔中解救出来，也不排斥有时医者也可以治愈她。

李度住院了，因为防疫，她没有母亲的陪伴。手术前经检查，发现她左乳中央糜烂区深部另有一新生肿块，右乳头内侧也发现几枚结节。手术切除活检证实为"左乳中级别导管原位癌伴佩吉特病，右乳导管内乳头状瘤"。幸运的是，她的乳腺病变属于低度恶性的癌症，预后良好。一周后，李度出院，渡过生命中一关。

乳房湿疹样癌，很少见，是乳头皮肤的恶性肿瘤，以一侧乳头乳晕区刺痛、瘙痒、皮肤湿疹、红斑、结痂为特征，并常伴有乳房内的浸润性乳腺癌和原位癌，又被称为佩吉特病，是由 19 世纪近代病理学之父詹姆斯·佩吉特首先描述了发生于乳头的乳腺湿疹样病变而命名。很多女子也发生乳头湿疹，这与湿疹样癌很相似，需要鉴别。乳房湿疹多为双侧，局限于乳晕区而乳头正常，如经过一段时间的治疗，未有好转，并有加重趋势，可以细胞学和病理学检查以明确。

佩吉特病的病史较长，病情发展缓慢，病因多认为与慢性病毒感染有关，有家族史。高度怀疑佩吉特病的患者，往往伴有乳房内组织的癌变，需要详细检查排除，避免遗漏。李度在确诊为左乳佩吉特病后，延迟半年，病情有进展，好在病变缓慢，住院后又经详细检查乳腺内组织，通过乳腺影像检查发现乳腺内有可疑病变，并手术一并切除，治疗效果可期。

作家贾平凹在《极花》中曾言："人过的日子必是一日遇佛，一日遇魔。"李度，曾经的日子里，一日遇佛出家，乃佛系疗心，一日遇魔下山，为病魔袭身。对她来说，生命是一场修行，一场恩赐。人类，在未来的日子里，大风大浪是预料之事，身心欲何度？要如何安放疲惫的心灵？如何修身与同行？期待，度过风浪，我们终将遇见生命的奇迹。

带烟含雨

汪洁

答疑解惑乳腺黏液腺癌

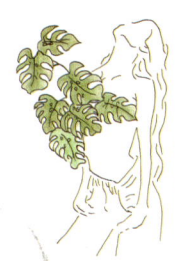

秦带烟是一位刚喜获二胎的年轻母亲，32岁。在她哺乳期时由于乳汁淤积，左乳下方出现包块并带有局部皮肤红肿疼痛，经诊断和局部治疗后红肿消退，但包块未消，她以为慢慢会好，就这样拖了三个月。带烟断奶后找到我就诊，肿块已经很大了，经初步诊断疑似乳腺癌，她将信将疑，无法接受。随后住院经病理穿刺活检被诊断为左侧乳腺黏液腺癌，带烟没有选择新辅助治疗，而选择乳腺癌扩大切除手术。

赵含雨是一位已婚的未育女子，42岁。两年前出现双侧乳腺多发肿块，曾多次去医院诊断为双侧乳腺多发结节，一直随访中。最近半年右乳头出现嘀嗒不净的溢液，最初为黄色渐转为血色，她找到我就诊，初步判定为乳腺导管内病变，范围广泛，经乳腺导管镜检查和术前准备，含雨接受了右乳病变部位的活检手术，术后病理确诊为右侧乳腺黏液腺癌，多病灶，她无奈地接受了全乳切除手术。

乳腺癌的诊治，说简单就简单，在女子乳房中生长了如岩石一般的肿块，外科医生一刀切除，病理科医生显微镜下做出判断，肿瘤科医生给予药物治疗，就这么简单。说复杂就变得格外复杂，女子乳房中新发的癌肿何时出现？外科医生一刀能治愈吗？病理科医生的判定一定正确吗？而肿瘤科医生发现，一样的药物治疗，总有患者会复发，也就是乳腺癌没有消失。

在多年诊治过的患者中，不乏乳腺黏液腺癌的患者。几天前8年不联系的患者律律，突然给我发消息，告诉我她在最近的单位体检时发现原来保乳的部位下方有一个结节，她要来复查。想起当时年轻的律律找我手术，术前诊断为良性的"右乳纤维腺瘤"，不幸的是"右乳纤维腺瘤"最终病理诊断变成了"右乳黏液腺癌"，幸运的是律律保乳成功。律律这次复查时告诉我她已结婚生子，过着幸福的生活。幸好复查并未发现乳腺癌复发，律律虚惊一场。三年前一位60多岁的姜姓女子，发现左乳晕外侧一枚小小的肿块而来就诊，当她手术活检后拿到"左乳黏液腺癌"的病理报告时，我帮她制订了保乳手术加放射治疗和内分泌治疗的方案。她的先生曾反复问我为什么她患的是少见的左乳黏液腺癌，与常见的浸润性导管癌有何不同？

秦带烟和赵含雨都加了我微信，一来一去的问答，无非是对乳腺黏液腺癌的解惑答疑，将复杂的癌情简单告知；也无非是希望听到医生一句"黏液腺癌的生长缓慢，转移少见，预后比其他类型乳腺癌好，不会太糟糕"的安慰。因为病理诊断直接，治疗决策简单，便让得黏液腺癌的患者们容易焦虑，更是忧心忡忡，烟雨不散。人一旦忧心上弦，任何癌症都变得迷离叵测和复杂难断，这或许是简单与复杂的辩证。

简单地讲，显微镜下观察到上皮组织来源的恶性肿瘤称为癌，几乎所有乳腺恶性肿瘤是上皮组织来源的，所以命名为乳腺癌，上皮细胞来源的癌是一种从身体内部器官（导管、肺或肠道）或外部器官（皮肤）上皮发展而来的肿瘤。乳腺上皮细胞癌可始发于乳腺导管或乳腺小叶内膜，是乳腺癌的原发部位。当癌细胞突破基底膜，开始扩散至邻近组织，被称为浸润性癌。通常，75%~80%乳腺癌患者的病理诊断是浸润性，大部分浸润性乳腺癌发生于导管，称为浸润性导管癌；小部分浸润性乳腺癌发生于小叶，称为浸润性小叶癌；其余是少见的浸润性乳腺癌类型。其中就有被称为黏液腺癌的这种类型。黏液腺癌在显微镜下观察到似一个细胞外黏液湖中漂浮着许多癌组织灶，黏液是癌细胞变性坏死而产生的，因而被认为恶性度下降。大多医者认为，黏液腺癌的黏液分泌越多，预后越好。

谁能料想这癌症的直击，谁又能直面这癌情的复杂？想起律律诊断时的泪眼婆娑，想起姜姐治愈后的会心微笑，还有带烟挥之不去的忧心和含雨无可奈何的抉择，每一个乳腺癌患者，都可能经历艰难时光，都可能带烟含雨，而烟雨中的寒湖，原来是那么地逼人求生，那么地逼人等待，等待劫后重生的天晴。

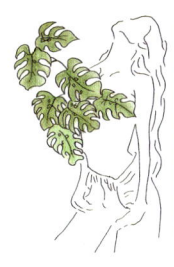

花季雨季

罕见的乳腺恶性淋巴瘤

汪洁

雨天，16岁的少女高妮，来自内地小镇，由她的父亲带领来到我的诊室。见她，瘦小的个子，穿着白衬衫，白皙的瓜子脸，被雨打湿的头发刘海，眼睛低垂，写着细雨迷蒙。花季女孩，正是易被斜风细雨淋湿稚嫩身心的年龄，如果胸部有病变，要如何应对，这让我对她心生怜爱。

▷ 她的父亲，看来也是十分担心，他用低沉的声音对我说："医生，我女儿胸部长了肿瘤，请你替她仔细检查，谢谢！她比较内向害羞，我到诊室外面等。"然后又转身对她的女儿告诫："妮妮，你要听医生的话，让她给你看看。"说着退出诊室门外。

▶ 我面对高妮，轻轻地说："你别害怕，让我替你检查。"她慢慢地解开衬衣纽扣，见到她的胸部，右乳明显比左乳大，右乳内侧皮肤凸起，目视下就已经看见，胸部皮肤下凸起一个很明显的肿瘤，是乳房里的肿瘤。

我替妮妮手诊，在她右乳内侧靠近胸骨柄的肿瘤，质韧性，与周围组织边界欠清，活动度尚可，左侧乳房没有触及异常，双侧腋部也没扪及肿大的淋巴结。触诊的经验提示我，这似乎不是一般女生常患的纤维腺瘤，也不是典型的乳腺癌。检查结束后，我示意她穿好衣服，起身打开诊室的门，让等在外面的父亲进来。

▷ 妮妮的父亲进来后，直接就问："医生，我女儿的病如何？严重吗？"
▶ "妮妮胸部的肿瘤已经很大了，什么时候发现的？"我问。
▷ "我知道才一个星期，她自己发现已经有几个月了，她从小没母亲，我一个人带她长大，近几年她长大了，很多事不对我说。"

▶ "是这样啊！"我回应着，原来小小年纪的妮妮没有母亲，命运多舛，怪可怜的。"肿块可能需要先确定性质，如果直接切除，对她会有外形的影响，她还没完全发育好。"

▶ "我带着女儿在我们当地已看了几家医院，都说要手术，有没有其他不手术的方法？治疗的费用多吗？"

▶ "妮妮的乳房肿瘤特殊，先做乳房的辅助检查，然后行肿块穿刺活检，获取病理类型，我们再讨论治疗的问题，好吗？"

▶ "好吧！谢谢你尽快替我女儿安排吧！"

我写了住院卡，让她直接去办住院手续，而心里想的是，花季少女雨季困惑，很多的未知。如果可能的化，要尽快完成穿刺手术，因为手术后还需要等待一周的病理结果。

高妮住院后，经过超声检查，发现除了她右乳有4厘米大小的不均匀的肿瘤图像之外，在她右乳外上方近腋部也有一个小于1厘米的低回声图像，所以告知她父亲，需要在两个肿块部位穿刺。她在住院后第二天全身麻醉下，超声影像引导定位下施行了右乳肿瘤粗针穿刺活检手术，第三天就办了出院。

出院后一周，妮妮父亲来诊室问病理结果。我在之前已电话病理科的主任，问起妮妮的病理结果，主任说她的情况有些特殊，需要加做病理免疫组化，才能确定。我告诉妮妮父亲，过几天直接去病理科取报告。

再次见到妮妮父亲的那天，天阴暗，还下着雨，风从门诊走道的窗吹进来，有些冷，他手上已拿着一份敲了章签了病理科主任大名的病理报告，我看见报告上写着"右乳恶性淋巴瘤（两处）可能，请结合临床"这样的报告，表示非百分百诊断为右乳淋巴瘤，没有确切的诊断，无法下一步的治疗。

我纠结着这样的报告，对沉闷的父亲说："妮妮可能还需要再做一次手术，我带你去病理科找主任问问。"

我跟门诊前台交代，如果有挂号进来的患者，让耐心等一会儿，我去一次病理科。妮妮父亲跟着我一同去，按响了门铃，门开了，走道里远远见病理科主任，我走上前直截了当地问主任："妮妮的病理报告如何解释？"主任说："妮妮的报告是我写的，在显微镜下看细胞，病理切片形态上像淋巴瘤细胞，有85%的可能性，但和正常细胞很接近，免疫组化也做了，但是穿刺组织判断比较困难。可否直接取完整的肿瘤下来，让我们获得更多肿瘤标本，通过分子病理再次诊断？"

"你是需要我切除肿瘤，进一步做免疫荧光杂交的分子遗传性分析吗？"我问，妮妮父亲在一边听着，他的妮妮真的遇上了麻烦，不是一般的麻烦，妮妮很大可能得了乳房恶性淋巴瘤，就像花季遇上了阴雨。

"如果可能的化，就淋巴瘤病理诊断来说，取下一个完整的肿瘤做病理免疫诊断，便于组织学分类，准确性更高。"病理科主任认真地回答。

真是一位负责任的主任，听了他一番学术解释，我心里已经有想法了，我和妮妮父亲跟主任说再见，走出病理科，一路上和他讨论是否同意让妮妮再次做肿瘤切除，虽然比较麻烦，但是对于确诊淋巴瘤以及淋巴瘤的类型是必要的，他十分理解，爽气地同意了。

妮妮的右乳有两处肿瘤，我选择了靠腋下的小于1厘米的肿瘤切除，而没有切除大的肿瘤，因为这会留下大的瘢痕，永远的外形的后遗症。

淋巴瘤的诊断，需要外科医生通过手术取到组织，获得病理正确的诊断，而一旦诊断明确，后续的治疗就是不靠外科手术。

二次手术切取的肿瘤组织，再次送去病理科诊断，我告诉妮妮父亲要耐心等待结果，因为我们只有准确诊断，才会有准确的治疗。妮妮在二次手术后十天左右拆线，一个小伤口，没有大的瘢痕，而病理检查的最后结果明确是"右乳恶性淋巴瘤，结节小细胞型"。

乳腺肿瘤患者中，很少见乳腺淋巴瘤的患者，更少见在年轻的女孩身上发生。妮妮确诊为淋巴瘤后，全身评估没有乳腺外的全身淋巴结和结外的病变，我推荐她去了肿瘤医院接受完整疗程的化学治疗，不久，她父亲来电话告诉我妮妮的肿瘤经过化学治疗变小，几乎完全消失，治疗效果非常好。

乳腺肿瘤以乳腺癌和乳腺纤维腺瘤常见，乳腺淋巴瘤患者少见。乳腺原发恶性淋巴瘤不同于淋巴结原发的全身性恶性淋巴瘤，属于淋巴结外型淋巴瘤，发病机制不清楚，它属于免疫系统的实体性恶性肿瘤，可能与病毒感染或造成免疫功能低下的某些因素有关。一般发病年龄较轻，表现为一侧或双侧乳房内一个或多个散在的活动性肿块，边界清楚，质韧，与皮肤无粘连，有时伴淋巴结或肝脾肿大。临床检

查不能确诊，往往有 15% 的误诊率，需活检才能明确。

  活检病理是淋巴瘤诊断的金标准，更何况这个淋巴瘤是发生在一位女孩身上，高妮的乳腺淋巴瘤是最初局限于乳房的恶性淋巴瘤，没有全身病变存在。乳腺淋巴瘤的治疗成败的关键在于正确的诊断，这完全依赖于临床病理科医生的经验和病理的诊断技术。如果病理诊断初步考虑为乳房淋巴瘤，还需要进行多种免疫组化染色进一步确诊，即便确诊了淋巴瘤，还需要继续病理分型，不同分型的淋巴瘤，治疗和预后差别很大。这也就是高妮先后两次获取右乳肿块的原因所在。一经确诊，则宜先行化学治疗，一般化学治疗方案与具有相同组织学类型的全身淋巴瘤相似。然后就化学治疗效果，对不能完全缩小的局限的乳房肿瘤，可采用乳腺肿块切除术，术后及时化学治疗和放射治疗。妮妮年轻小，一旦手术切除会带给她长期的心理伤害，幸好她的乳房淋巴瘤类型是结节型小细胞型，不必通过手术治疗，而是对化学治疗或放射治疗更敏感有效。

  高妮的乳腺淋巴瘤治疗是成功的。两年以后，妮妮父亲又带着她来我诊室，那天，阳光明媚，风雨不再，见到她，太高兴了，她长高了，变开朗了，落落大方，经检查，她已完全康复，她笑着说她正准备着高考，梦想的第一志愿是报考医学院校。

艰难的抉择

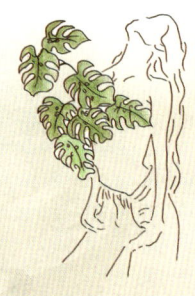

汪洁

早期乳腺癌治疗决策的思考

> "很多的医患关系问题都来源于医疗决策过程的沟通偏差,医疗决策是一个互动过程,需要医患的共同参与,做出最恰当的选择。"
>
> ——杰尔姆·格罗普曼和帕米尔·哈茨班德

一年前,见到尚虹的时候,她和往常一样,是一年左右来医院做一次常规乳房超声检查,因为先前的体检,告知她的乳房有良性乳房结节,需要定期随访。见到她时,她神情柔和,眼神明亮,她是来随访的。

一年前,见到尚虹的乳房超声结果的时候,我建议她进一步检查,她并不觉得她乳房的结节有什么大不了。因为这次超声随访的结论,告知她的先前的乳房结节并不只是乳房结节那么简单,她预约了乳腺X线检查。再见到她时,她手上拿着病理诊断书,她被诊断为乳腺癌,生命的天空突然变得暗淡无光。

尚虹,是高中同学,就坐在我诊室办公桌的对面,看着我,面色无泽,怯怯的眼神。她拿着在其他医院已经确诊的病理报告给我看,请求我的治疗意见。看得出,她信任我。

▷ "请你告诉我,我要怎么做?"
▶ "你先住院,全身检查,然后根据癌症分期和分型,制定结合手术的综合治疗方法。当有了结果,我再跟你讨论。"
▷ "不能现在就讨论吗?是否要切除我一侧的乳房?"
▶ "我现在比较忙,还是等你完成检查后,我再找你和家人谈话。"

▷ "好，我回去考虑和准备。"

我准备着等尚虹来住院，想着为她做最好的手术和药物治疗。每次脱下白大衣走去手术间，每次在为一位乳腺癌患者手术时，心里总想着要尽可能保住乳房。当手上的手术刀决定着一位女子往后的生活，感觉那是一个庄严而沉重的抉择。

然而尚虹并没有来住院，我电话她家，她母亲告诉我她去了另一家医院手术。还是我门诊时间，她来了，告诉我她已做了全乳切除手术。

▶ "我本来是要帮你做保留乳房的手术的。怎么决定去那家医院手术，为什么决定切除乳房？"
▷ "我觉得太麻烦你了，所以还是去了先前那家医院。给我手术的主任和我谈话时，也给了我保乳和全切两种选择，他说保乳有复发的风险，放射治疗有副作用，全切更安全。"
▶ "但全切手术也有副作用，比如上肢水肿和有失美观。早期乳腺癌的手术治疗方式中，全切乳房和保留乳房加放射治疗，预后不相上下。"
▷ "我也想保留乳房，我也担心乳腺癌复发，担心术后治疗的副作用，我的抉择很艰难。说真的，无论选择哪个手术方式，我都会后悔的。"

我为尚虹惋惜，就她的乳腺癌类型和分期，切除癌保住乳房是完全有可能的，她完全可以尝试着给自己一次保乳的机会。而我也在反思是否错过了与尚虹更多的沟通。

乳腺癌、乳房和美，乳腺癌是不是一定要剥夺乳房、剥夺美；保留乳房和美能不能与治疗乳腺癌并存。

医学是一门充满了未知与不确定的科学。当患者被告知患了癌症，要分辨真实有用的医疗咨询，选择适合的医院和有经验的医生可能比较简单，而最复杂的是如何选择恰当的治疗方案，这种选择就如尚虹所言是艰难的，不是所有的患者都能理解现代医疗在治病选择上的真相。

在选择乳腺癌患者具体的治疗方法时，外科医生会强调根治的概念，就是彻底清除肿瘤，也强调放射治疗的副作用，而放射治疗专家会强调手术可能导致的严重副作用。当今更多的治疗乳腺癌的专科医生,更愿意在医学研究证据和国际指南中找方案,选择他们认为是恰当的治疗方案推荐给患者,然而医生的选择也存在偏差,有时也是艰难的。保留乳房是有风险的,术后癌的转移和复发,许多的患者和家属将其怪罪于保乳,还是切除乳房来得保险,免得医患之间那些道不明的纠纷。

美国医生杰尔姆·格罗普曼夫妇在撰写的《恰当的抉择》中写道:"很多的医患关系问题都来源于医疗决策过程的沟通偏差,医疗决策是一个互动过程,需要医患的共同参与,做出最恰当的选择。"在肿瘤治疗领域,仍然没有唯一的"正确"答案。也许尚虹的抉择不一定恰当,也许医生的治疗决策也不完全正确,面对生命的乌云,医患共担,携手面对,走过艰难,晴空尚有彩虹。

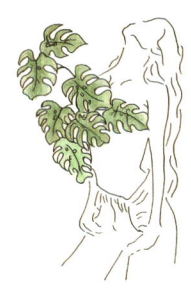

与生俱来的情结

汪洁

年轻乳腺癌患者的生育时机

"甜蜜柔嫩的新鲜生气,
像花一般地在孩子的四肢上开放着,
有谁知道它在什么地方藏得那么久?
是的,当妈妈还是一个少女的时候,
它已在爱的温柔和沉静的神秘中,
潜伏在她的心里了。"

——泰戈尔(印度)

多年之前,遇见了一位热爱孩子的幼儿园老师,她对孩子的爱缘于她的童年。因为在她很小的时候,便失去了妈妈,她知道孩子不能失去妈妈的爱。对她而言,母亲是一种梦想的寄托,做母亲是一种神圣的情怀。于是,她选择成为一名幼教老师,大多数时间可以和孩子们在一起,孩子们叫她"小童老师"。等到她成为人妻,也想成为有自己孩子的母亲时,却遭遇了人生的又一次失去。

她为无意中触及了自己右乳的肿块而就诊,她已过了每月固定的来月经日子。经过一周的检查,一方面,初步的诊断结果是乳腺癌;另一方面,她已怀有身孕,三十几岁好不容易有了自己的孩子,却可能患了乳腺癌。

▷ "请问医生,我该怎么办?"小童拿出她已完成的检查报告问我。
▶ "首先,建议你做一个乳腺肿块的细针穿刺活检术,你要有充分的准备,也许你被确诊乳腺癌,也许你必须放弃你的孩子。"我已了解了她的病情,直接告诉她后续的诊断治疗方案。

▷ "如果患乳腺癌，可不可以在治疗同时保有我的孩子。"她红了眼圈。

▶ "一方面，治疗乳腺癌的药物会有伤害，造成胎儿畸形；另一方面，乳腺癌的手术或大或小，是由你的最终诊断决定，如果手术创伤大，也会引起流产。"

▷ "所以，无论什么方案，我都无法保住我的孩子，对吗？"

▶ "如果一定要留孩子，那么你可能就不能经受乳腺癌治疗的创伤，那么癌会对你侵袭并进展，你的生命会有威胁，孩子的生命就更危险。"

▷ "那我可不可以先做肿块穿刺术？"

▶ "当然，必须先确诊乳腺癌，然后你再决定要不要孩子。"

很快，小童完成了乳房肿块穿刺手术，而且病理报告证实了最初的预判，她患了乳腺癌，是一种三阴类型的乳腺癌。我告诉她后续的手术和药物治疗会伤害腹中的孩子，她暂时不能怀孕。

可恶的癌症抹杀了她即将做母亲的喜悦，她悲痛欲绝。

在接受乳腺癌治疗之前，小童做了人流手术，之后接受了新辅助化学治疗，化学治疗之前，她开始使用一种抑制卵巢功能的药物，是为了保护她的生育能力。4个周期之后，她停经了，我给她做了保乳手术，手术之后又完成了4个周期的化学治疗，接着是放射治疗，接近2年才停止最先使用的抑制卵巢功能的药物，恢复了月经。

小童在两年之后，又恢复了正常的上班，回到她爱的孩子中间。她还是定期来复诊，每次复诊总是会提到她的生育问题，在患乳腺癌之后，生育与癌症有什么关系？一颗做妈妈的心，是与生俱来的情结，潜伏在她心里，甜蜜柔软得像花儿一样，她渴望已久。

▷ 在诊室，她又一次问："我还可以生育吗？什么时候可以生育？"

▶ "你可以生育，但是你患乳腺癌两年多，还存在复发风险，不建议你现在要小孩，还是推迟一两年比较好。"我回答。

▷ "先前我不得已，已经流产一次了，我想要孩子，该如何？"

▶ "你可以咨询生育专家，全面评估你目前的生育功能，采用先进的生殖技术，保留和保护你的卵巢，等到合适的时机，你会有自己的孩子，现在如果怀孕，你不担心乳腺癌复发吗？"

▷ "我不怕，我现在很好，我要赌一次。"

▶ "如果你一定要赌，就试试吧！"我支持了她的决定。

终于，历经千辛万苦，小童生下了个可爱的孩子，实现了做妈妈的心愿。

中国乳腺癌发病的患者较欧美年轻，发病年龄早，比西方国家早10年，发病年龄高峰为40~49岁，超过40%~50%年轻患者有主观生育需求，虽然有辅助生殖技术的发展（例如胚胎冷冻、卵巢组织低温保存、卵巢移植、保留生殖能力的手术），但妊娠率还是不到5%。

从年轻乳腺癌患者后续生育率低下的原因分析来看，在患者因素方面，主要是担心复发，有畏惧心理，缺乏患癌后生育的相关指导以及辅助生育技术的不完善；在治疗方面，化学治疗药物和长期内分泌治疗可能对卵巢功能的损害，从而造成卵巢功能早衰或者功能异常，直接影响生育。

研究一直在开展，有生育需要的育龄乳腺癌患者要怎么做？乳房和卵巢，癌症和生死，何去何从？古汉语中"乳"即是生育，又指乳房和哺乳，所以乳有疾，乳房和卵巢皆受难。乳房像是大地母亲体外的"神圣山峰"，而卵巢就是母体内山峰下的"神秘花园"，里面藏着许多"种子"，那就是卵泡，"花园"周围的环境很重要，就像真正的"花园"，有山有水有空气，有花有草有生气。如果没有优越良好的环境，"种子"是无法茁壮成长的，所以卵巢是妈妈的生殖之源。

卵巢作为女性的性腺，其功能的正常发挥，受大脑皮质、下丘脑和垂体影响。腺垂体分泌两种影响卵巢功能的激素，一种称卵泡刺激素（FSH），另一种称促黄体生成素（LH），前者的主要作用是促进卵泡的发育成熟，后者的主要作用是促进排卵。下丘脑含有各种内分泌腺的释放因子，调节垂体促性腺激素的分泌。卵巢还有反馈作用，也对大脑皮质、下丘脑和垂体产生影响。

当机体的内外环境发生变化，使大脑皮质、下丘脑、垂体和卵巢间任何一个环节发生障碍，均可导致卵巢功能的紊乱。理论上放射治疗和化学治疗均可能导致染色体突变，从而增加胎儿的先天畸形的概率；而妊娠本身又可能诱使乳腺癌复发。因此，出于患者的安全性角度而言，大多数学者认为应避开乳腺癌复发的高峰期，同意乳腺癌患者在治疗期避免妊娠，在恢复期推迟妊娠。

然而，有相关文献荟萃分析发现辅助治疗并没有增加胎儿的畸形概率；乳腺癌患者进行妊娠活动并不会减少生存时间，且有可能对预后有利。为了避免治疗中直接损伤发育卵泡，耗竭储备的卵巢功能，我们在化学治疗前和化学治疗中，使用一种叫促性腺激素释放激素激动剂（GnRHa），下调人体激素轴的下丘脑 GnRHa 作用于脑垂体促性腺激素（Gn），从而耗竭血中的 FSH，低 FSH 水平就不促进卵泡发育，原始卵泡储备着，躲避了化学治疗的直接毒害。当化学治疗结束后，再停止 GnRHa 后，大多数年轻乳腺癌患者就会恢复卵泡发育和月经周期，拥有生育功能。现有证据证实化学治疗对卵巢功能有损害，也证实 GnRHa 能降低卵巢功能早衰的风险，但未能证实其保护卵巢储备的能力。

目前的研究都是针对早、中期的乳腺癌患者的回顾性分析，她们可以选择适当的时机生育；而对于晚期或者复发转移的那部分患者而言，没有数据证明生育对她们的预后是有利还是不利，因此这些患者应谨慎考虑生育。国际共识指南强烈建议将个体化心理社会支持和咨询作为年轻乳腺癌个体化治疗计划的一部分，其中涉及生育问题。

针对患乳腺癌后的生育问题，每个年轻的乳腺癌患者都可以与你的主治医生商榷，需要综合遗传倾向、生育能力、性健康、社会经济影响等各种信息作出决策，因为还是没有确切的证据，可以给到那些患者，生育究竟于她们有利或是无益。尽管风险随行，如小童那样，有时甚至是要"赌"一次，才可以享受怀抱孩子的甜蜜和喜悦，柔嫩与沉静。

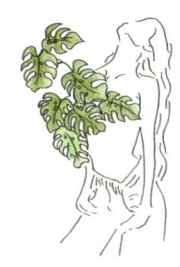

云中锦书报君安

男性乳腺癌的慢病化诊治

汪洁

"从前的日色变得慢/车,马,邮件很慢/一生只够爱一个人/从前的锁也好看/钥匙精美有样子/你锁了/人家就懂了"

——木心

那天,医院收发室的老师打来电话,告诉我有一封从海外寄给我的信,请我有空去取,我心想,我与海外朋友的联系大多是email和微信,不知道有多久不写信了,怎么还有人写信给我,是谁寄来的?是不是搞错了?我没放心上,直到两周后的周三下午门诊时间,一位来访者向我提起了那封信。

▷ 诊室进来一位着一身白色棉麻衣裤的中年女子,脸上化着淡妆,她站着问我:"请问你是汪医生吗?"

▶ "是呀,我就是。"我回答:"你有什么事吗?我可以帮到你吗?"

▷ "太好了,终于找到你了。我是替我爸爸来找你的,我爸爸叫朱安,十五年前是你替我爸做的手术,后来他就移民加拿大了。还记得吗?他给你写了信,寄到医院,不知你有收到吗?"

▶ 我想起了那封我还没去取的信,也想起了朱老先生。"你是老朱的女儿?"我问:"他好吗?"

▷ "他很好的,最近他要回国,也想来看看你。我今天回去联系他,告诉他你还在,他会很开心的。谢谢你了!下次见。"

▶ "这是我应该做的。再见!"

我目送老朱女儿出诊室，想起那时遇见他的情景，也是印象深刻，难以忘怀的。门诊结束后，我匆匆跑去收发室取信，果然那封信是老朱写给我的。

感谢收发室老师保存得好好的，没有弄丢，信封是竖版本，字迹有力，贴着加拿大邮票，敲着邮戳。我小心地放进包里，打算回家再打开看。

晚饭后，沙发上靠着，取出那封信，展开，一页油纸，淡淡的油墨香，老朱先生笔迹工整，他写道：

"汪医生：你好！

当你看到这封信时，不知你还会想起我这个老男人吗？十五年前，我爱人刚离世，女儿又不在国内，我就突然患病，我来到你工作的医院就诊，是你为我看病，而且为我手术。你说男性得乳腺癌是很少见的，在治疗上经验不多，根据前辈经验和共同的认识，大多是同女性乳腺癌患者的治疗手段相似。当时女儿回不来，你和我女儿年纪相当，我非常信任你，我按你的建议完成了治疗。

手术后一年，女儿接我去了加拿大，我在国外有医疗保险，每年体检，一切正常。你知道，我一个独居老人，最怕生病，当时我患病的时候，幸亏你的帮助，你对我的精心治疗，我一直记在心里。你是否还在原来的医院？我打算回国来看你，盼复。

谢谢你！祝你工作顺利！

朱安敬上。"

见字如面，我还记得老朱先生。退休前，他是一位儒雅的颇有成就的高级化学工程师，早年，他唯一的女儿去了海外，将近66岁时，又失去了爱人。他一个人生活，有位钟点工阿姨每天去他家两小时，帮他料理家务，他的其他时间就是和女儿通通电话，或就近去证券公司炒炒小股票，他一直小心翼翼地精致地生活着，不敢出远门，也不愿去女儿生活的加拿大，生怕身体出现异常。

老朱还是病了，他的胸部长了肿块，他找到我时，都觉得无从说起，难以启齿。他患了乳腺癌，男性乳腺癌，是我主治的第一例男性乳腺癌患者。当朱先生了解了自己的病情，第一时间打电话，联系远方的女儿，告诉她自己会听从医生的治疗方案，让她放心。随后就是手术切除肿瘤，他也服用了一种内分泌治疗的药物叫他莫昔芬。

以后，老朱先生也来医院随访，其中又患过急性阑尾炎，也是我帮他做决定，保守治疗而没有手术。渐渐地，我和他失去了联系。想不到，竟然还会收到他从远方亲自写来的信，而我都几乎遗忘这种亲笔写信的通信方式了，一封长距离的平信，通过航空邮递总得花上几天几夜吧，而当今的信息时代，一个电子邮件瞬时速度就可收到，所以已过80岁高龄的朱先生的这封信对我来说，就非同寻常，使我欣慰和感动。

光阴似箭，一切太快，"嗖"的一下，过了十五年，像拍电影，镜头一晃，过去闪回现在。觉得当年仿佛还在眼前，而医学也已快速地发展，走上精准的科学大道，"现代快"替代了"从前慢"。

已过世的木心先生有一首小诗《从前慢》被谱了曲，唱得诗意盎然，唱得如遇从前。

从前的日色变得慢
车，马，邮件很慢
一生只够爱一个人
从前的锁也好看
钥匙精美有样子
你锁了　人家就懂了

从前寄一封信很慢，从前去到远方很慢，从前人们说话做事很慢，从前做医生写一份病历没那么快，从前做一个乳腺癌手术也没那么快。现在的交通信息科技飞速地发展，医学的快速发展，我们紧紧地赶着，不能慢，不敢慢，生怕落后了。

在乳腺癌治疗领域，运用先进的技术和手段，一些特殊类型的乳腺癌的治疗理念有新的改变，手术时间缩短，治疗时间延长，癌症患者的生存期延长。我们的手术技术快又好，我们的药物治疗迅速发展，医生们如此快的节奏工作着、辛苦着，期望研究出让癌症可以缓慢地发展或者消亡的方法。

男性乳腺癌就是一种特殊类型的乳腺癌，占所有乳腺癌比例不到1%，发病率随

| 内分泌治疗 | 合成的激素对激素敏感型乳腺癌是非常有效的 |

| 化学治疗 | 化学治疗的剂量和方案最好能达到最佳的抗癌效应而对正常的损伤最小 |

| 靶向治疗 | 靶向治疗给乳腺癌治疗提供了新的思路和方法 |

| 姑息治疗 | 乳腺癌的姑息治疗经常要与专业护理一起进行，目的是提高患者的生活质量 |

年龄增长而增加，平均确诊年龄在60岁左右。这和女性乳腺癌不同，女性乳腺癌发病高峰在50岁左右，随后趋缓。

男性乳腺癌多数发病时表现为乳晕下包块和乳头溢血，癌的病理类型大都和女性乳腺癌相似，由于太少的发病率，多数医生治疗从女性患者的研究结果中类推或从小样本的回顾性研究中获得，因为还没有证据显示，男性乳腺癌生物学行为与女性的有不同之处，所以，对男性乳腺癌术后的全身辅助治疗，我们还是采用与女性患者相似的治疗方案。

在女性患者中，一旦患了乳腺癌，就应当及时手术、做化学治疗或内分泌治疗。部分女性乳腺癌的发生和发展与患者体内的雌激素和孕激素分泌关系密切。男性乳腺癌病理类型也有记录ER/PR的状态，这说明也可能是"激素依赖型乳腺癌"。

有研究发现大约6%的男性乳腺癌患者具有异时性的前列腺癌。这也是男性激素作用的目标器官，肿瘤可在激素刺激下发生、持续生长或者复发。针对这种激素依赖的癌症患者，可以通过阻断激素与受体的结合或降低激素水平，从而抑制肿瘤生长，朱先生服用的他莫昔芬正是内分泌治疗的其中一种药物。

雌激素对女性乳腺癌的生长具有促进作用，患者通过内分泌治疗，可以降低或阻断雌激素对肿瘤的作用。根据这个原理，目前女性内分泌治疗的药物主要有雌激素受体拮抗剂和芳香化酶抑制剂，此外还有卵巢功能抑制途径。那么男性乳腺癌内分泌治疗是否可以通过抑制睾丸功能的途径？有报道男性晚期乳腺癌在切除双侧睾丸后取得显著疗效。如果睾丸切除无效，还可以使用女性乳腺癌推荐的芳香化酶抑制剂和药物（戈舍瑞林）去势治疗。

这样的内分泌治疗将乳腺癌的病程显著延长，使癌症成为一种发展缓慢的疾病，虽然大多数患癌者最终将走向生命的终点，但他们仍然可以慢慢地走去，不会走得太快，走得太累。

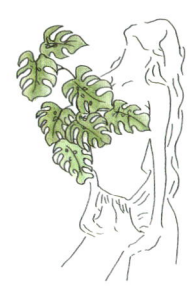

愈她，一路见证

汪洁

乳腺癌靶向治疗的惊人进步

接到一个陌生的电话，对方称他是我曾经治愈的乳腺癌患者的丈夫，姓胡。他说他的妻子夏玲冬从最初被诊断为乳腺癌至今，已经度过7个年头。他要预约时间来见我，我们约好在诊室见。

挂了老胡的电话，夏玲冬的记忆慢慢回来了。就是那个六月初夏，玲冬在老胡的陪伴下找到我，在看了她的胸部超声报告以后，初诊玲冬的癌症非早期。超声显示她的右侧乳腺近腋下有一个大小约8厘米的实质性肿块和多个肿大的淋巴结，实质性肿块来源不明，是乳腺的恶性肿瘤还是肿大的淋巴结？玲冬在经过腋下肿块的活检后，初步冰冻病理提示是淋巴结转移性癌，在和老胡谈话之后，决定做腋淋巴结的清扫手术。手术后的石蜡病理报告证实为乳腺来源的淋巴转移性癌，分子免疫病理诊断为"人表皮生长因子受体2（HER2）阳性转移性乳腺癌"。

玲冬在手术之前的全身PET-CT检查中，并没有发现乳腺内的病灶，也未发现有全身其他部位的转移。玲冬被诊断为"隐匿性乳腺癌"，也就是说，她的乳房内没有乳腺癌肿瘤，却已转移到腋淋巴结，在腋淋巴结中找到乳腺癌细胞。由于隐匿性乳腺癌已有腋窝淋巴结转移，故不属于早期癌。文献报告其发病率占乳腺癌的0.3%~1.0%，5年生存率为70%左右，影响预后的因素有原发乳腺癌的病理类型、分期分类和腋窝淋巴结转移的数目等。鉴于隐匿性乳腺癌往往恶性程度大和预后差，我建议她手术恢复后接受含抗HER治疗的联合辅助化学治疗和放射治疗。

老胡带玲冬去了另一家专科医院进行手术后的辅助治疗。老胡间断会来电话咨询和告知玲冬的治疗进展，玲冬的抗 HER 治疗使用的赫赛汀，也是当时国内唯一上市的乳腺癌靶向治疗药物，而且没有进入医保目录。抗 HER 治疗的药物被称为"靶向药物"，使用靶向药物的乳腺癌治疗方法被称为"靶向治疗"。玲冬在半自费半赠药的情况下，坚持完成了一年的靶向治疗。

老胡来到我门诊，他说玲冬在完成术后化学治疗、放射治疗和靶向治疗以后，定期复查，一直状态很好，她让老胡一定要来当面谢谢我。我也为玲冬治愈的好消息而高兴，像她这样一位初诊为转移性隐匿性乳腺癌患者，可以有如此好的治疗效果，跟精准的靶向治疗选择密不可分。

癌症靶向治疗有三个基本要素：致癌基因、专门启动该致癌基因的癌症和专门针对它的药物。赫赛汀就是其中的要素之一，是抗击乳腺癌的明星，它不是医生、不是科学家、不是乳腺癌患者，而是由一位美国科学家丹尼斯·斯拉蒙发明的靶向抗癌药物，1998 年 9 月在美国上市。它的出现是乳腺癌治疗史上浓墨重彩的一笔，提供乳腺癌治疗的全新思路和途径。

研究表明，乳腺癌患者中有 25%~30% 的患者 HER2 过度表达，HER2 过度表达的肿瘤患者较无过度表达的患者无病生存期短、复发率高，是乳腺癌的一个独立预后因素。尽早接受有效、系统的治疗可为早期 HER2 阳性乳腺癌患者提供治愈机会。最新的研究证明，在乳腺癌局部治疗（手术或放射治疗）前，如果先行系统的新辅助治疗，而术后给予强化的辅助治疗，以消灭体内仍然残余的癌细胞和降低肿瘤复发或向其他部位播散的可能性，是早期乳腺癌实现治愈的有效治疗策略。

从赫赛汀到拉帕替尼、帕捷特、恩美曲妥珠单抗、来那替尼等，在靶向药物代代新的现在，再复习夏玲冬最初的治疗选择，在手术之前先行含靶向药物的联合新辅助治疗方案，可能给到她更多的治疗选择。针对已经出现腋淋巴结转移的乳腺癌患者，先做一个肿瘤的穿刺手术，明确病理诊断后，进行化学治疗加靶向治疗的新辅助治疗方案是非常有效的方法。靶向选择的药物推荐有单靶药物赫赛汀，或双靶药物赫赛汀联合帕捷特等。

新辅助治疗的优势是可以看到药物对肿瘤的减灭疗效以及可能减小手术的创伤。如果患者在接受了紫杉烷类联合曲妥珠单抗为基础的新辅助治疗后，在手术中仍发现乳腺原发灶中有恶性肿瘤的组织学证据，也就是术后组织标本通过显微镜观察仍见有癌细胞残留，被认定为肿瘤未达到完全缓解（Non-pCR），那么手术后的辅助治疗，还可以选择更有效的靶向治疗药物，离治愈更近一步。

恩美曲妥珠单抗是乳腺癌治疗领域有效的靶向治疗手段，2020年1月在中国上市，它是一种HER2的抗体-药物偶联物（ADC）。KATHERINE研究显示，接受了紫杉烷类联合曲妥珠单抗为基础的新辅助治疗后仍残存侵袭性病灶的HER2阳性早期乳腺癌患者，后续在辅助治疗中，赫赛莱显著降低Non-pCR患者的无浸润性肿瘤复发生存率（IDFS）风险，3年的IDFS率高达88.3%。复发和死亡的风险可降低50%。赫塞莱被推荐为仍残存侵袭性病灶的HER2阳性早期乳腺癌患者的辅助治疗方案，给HER2阳性早期乳腺癌患者有更多的有效的靶向治疗的选择。

HER2阳性乳腺癌患者的治疗有了更多的研究证据，不仅在新辅助及辅助治疗的患者中有效降低肿瘤分期，减少复发转移比例，延长无病生存时间，更在转移性乳腺癌患者中延缓肿瘤进展、延长总生存时间、改善预后和解决耐药的发生发挥作用。从这一点来看，夏玲冬是幸运的，至少她获得了精准有效的靶向治疗。她一路的治愈过程，见证了乳腺癌靶向治疗的惊人的进步，我们也将继续见证未来。

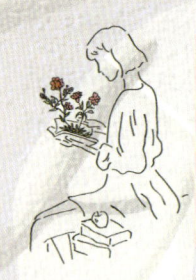

时间煮雨

汪洁

骨痛的多种可能

江雨是长在江南的女子,五十开外,皮肤白皙,身材瘦削,在一家成衣厂工作。她是在某个雨天来到我的诊室就诊,最初诊断为早期激素受体阳性乳腺癌。和大多数乳腺癌患者一样,经历保乳手术、化学治疗和放射治疗后,她开通了大病医保,来到我门诊复诊。

▶ 诊室外,天气阴沉,细雨蒙蒙,断断续续。江雨的脸色也是阴沉的,看来她的情绪不怎么好,我问她:"前期化学治疗和放射治疗过程还顺利吗?现在反应还有吗?月经还有吗?"

▷ 她说:"反应还能扛过去,就是身体总觉得疼痛,就像雨天时的关节痛发作,影响食欲和睡眠。月经在得乳腺癌之前就没了。"

▶ "给你服用一种治疗乳腺癌的内分泌药物,这种药物对你的癌症有效,但是可能有骨质疏松和血脂异常的副作用。"

▷ "我的身体疼痛,是否是天气原因?还是我有关节炎或骨质疏松?"江雨的语气里藏着怨恨。

▶ "服药之前,建议你先做个骨密度测定吧。"我给江雨开了检查单,她拿着伞,离开诊室去对楼做检查了。

半小时后,江雨拿着报告单回来,我接过报告单,上面报告为髂骨和腰椎低骨量,就在电脑里开具了处方,并且嘱咐她服药同时补充钙片和维生素D,如果疼痛加重就再来复诊。江雨还是愁眉不展。

两周后的门诊，她和她的爱人出现在我诊室，她说她痛的要命，更厉害了。他爱人说她想不开，恨自己得癌症，而且一直痛，一直痛……

又是两周后，江雨没来门诊，她爱人来了。他告诉我，江雨在外院骨扫描报告怀疑有肿瘤转移，已经做了骨髓穿刺活检，在等病理结果。我觉得有些意外，难道江雨是乳腺癌骨转移了？

江南的雨，还是一直下，一直下……

再次见到江雨时，我才知道，江雨被诊断为多发性骨髓瘤，已经在外院治疗，第一个疗程化学治疗就有效，她的骨痛初步好转。她说她恨，无法解脱，为什么是她在得了乳腺癌之后，又患了多发性骨髓瘤？仿佛被无情无义地抛弃，就像一千多年前的李煜所诗"自是人生长恨水长东"。

人非神，孰人无病？在一年中先后患两种恶性肿瘤，江雨的病痛是值得同情的。雨洗烟尘，却未给她一个清晰的人生。她的恨，不能立刻消失，她的痛，也许不可清零。我叮嘱她不要放弃，仍继续原方案维持治疗乳腺癌，同时积极治疗多发性骨髓瘤。

乳腺癌是一种首发于乳房的恶性肿瘤。早期乳腺癌患者总有一部分会进展至晚期乳腺癌，而晚期乳腺癌中骨转移为多见。多发性骨髓瘤是一种恶性浆细胞病，也称为 B 淋巴细胞淋巴瘤，其骨转移比乳腺癌骨转移更多。

多发性骨髓瘤起病隐秘，早期无明显症状，容易被误诊，常见的症状是骨痛。除了骨痛，还有贫血、出血、感染、肾功能不全、神经症状等表现。诊断骨髓瘤依据血或尿中存在 M- 蛋白，骨髓中有克隆性浆细胞或浆细胞瘤，有相关的器官或组织损害（如高钙血症、肾损害、贫血或骨损害）。一般无症状的骨髓瘤患者不需要治疗，可以密切观察。而有症状的骨髓瘤才开始治疗。江雨已经出现明显的骨痛和神经症状，所以给予她做化学治疗，治疗有效。

人生总有"剪不断，理还乱"的痛处，"无奈朝来寒雨晚来风"。对于遭遇的痛，身体的痛，心灵的痛，如果不能立刻治愈和清零，只有把痛交给时间。有些患者消除痛的时间比较短，有些患者消除痛的时间比较长。江雨就是那个痛的时间比较长的人，就像江南的雨一直下着，又蒸发着，刻骨的痛，如时间煮雨。

向生迎春岁有望

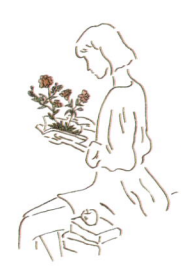

汪洁

接受罹患癌症的命运安排

江南的春天，天如碧，水如蓝。生活在江南水乡的春花，15年前的三月春被诊断为早期乳腺癌，接受了左侧乳房的手术切除、常规的六次化学治疗和五年的内分泌治疗后，年年春天来我门诊随访，乳腺癌早已远离。在春天每次见到她和她的家人，总要说说江南，拉拉家常，倍感亲切，这十几年的常来常往，我们已从医患关系变成亲密朋友的关系。

被诊断为乳腺癌的春花，5年前的一次超声随访，发现在她手术侧胸壁内见一个小于5毫米的低回声区，图像疑似复发，她血液中的肿瘤抗原指标也大于正常的参考数值。进一步的全身PET-CT检查显示乳腺癌不仅在左侧胸部复发并在复发部位深部第二左前肋也有两个邻近的微小转移病灶。乳腺癌手术后十年的乐观无忧的春花会复发，是我意料之外的，春花神色凝重，她和她的家人接受了这个事实。

春花在家人的鼓励下，勇敢地面对病痛，积极配合医生治疗。再次分析了她的第一次病理诊断，鉴于她患的是激素受体阳性乳腺癌，一种进展缓慢的乳腺癌伴寡转移，我帮她制定了一线内分泌治疗加骨转移治疗，同时局部放射治疗的方案，这样的选择是综合考虑春花的治疗依从和生活质量。治疗让她的病情趋于缓慢进展，她依然住在水乡，种种菜，养养鸡，做一些力所能及的事。

在获得了2年3个月的无明显进展生存后，转眼六月，江南梅雨徐来，密密的，千丝万缕。癌症也悄悄地在春花的同侧腋淋巴结和锁骨上淋巴结扩散，骨转移的范围也扩大了，不仅在肋骨，胸骨也出现了转移病灶，肿瘤抗原指标再度升高。显然，春花内分泌治疗耐药，需要改变治疗方案。当一位乳腺癌患者疾病进展，如何选择治疗方案，让患者有更长的有质量的生存期，对医者来说，是挑战。

迎接挑战，医者要学习寻找疾病的内在线索，结合循证和指南共识，为患者制定个体化的治疗方案。考虑春花的乳腺癌是否发生分子病理的改变，所以我帮春花做了锁骨上淋巴结活检的小手术，活检的分子病理诊断同首发乳腺癌的病理诊断一致。为了防止癌失控，春花接受一线化学治疗，六个疗程的化学治疗起效，局部肿大的淋巴结完全消失，接着，还是温和内分泌治疗，换了二线内分泌药物。

二线内分泌治疗20个月后，春花的丈夫发来消息说她莫名头痛，时断时续，渐渐加重，我怀疑癌细胞可能转移到春花的脑部，而头部增强MRI扫描确诊是乳腺癌脑转移，在她的左脑有一个孤立的转移瘤。怎么办？春花的家人都心急如焚。

春花一家对面坐着，沉默不语许久。

▶ 我思考后，对他们说："乳腺癌虽进展至晚期，局部复发的病灶、转移的淋巴结和骨转移还是稳定的，出现的脑转移只一个病灶，必须全身与局部治疗相结合，推荐去放射肿瘤科局部伽玛刀手术除灭肿瘤，全身在原内分泌治疗基础上加激素受体阳性乳腺癌新药哌柏西利。"

▶ "伽玛刀手术创伤大吗？效果怎样？"春花的儿子问我。

▶ "伽玛刀手术是一种立体定向放射外科（SRS）的治疗，将高剂量的射线聚焦在病灶，烧死转移瘤，达到类似外科手术切除的效果，避免了周围脑组织的损伤。对于春花仅有脑内单个病灶的转移，也就是寡转移来说，可以达到全脑放射治疗的效果。"

▶ "网上百度知道有爱博新这个新药，不知治疗效果如何？"春花的女儿也有疑问。

▶ "爱博新是哌柏西利的商品名，不同于经典的抗激素受体的内分泌治疗，是CDK4/6抑制剂。指南推荐可联合芳香化酶抑制剂治疗晚期转移性乳腺癌，联合的效果更好。"

春花在肿瘤放射科很顺利地做了立体定位外科治疗，她的头痛症状消失了，生活质量明显改善。之后，她的儿子帮她从海外购买了哌柏西利，并联合来曲唑治疗，每三个月随访，至九个月随访时，她的肿瘤抗原指标下降接近正常，颅内没有新的转移病灶，胸壁病灶消失，骨转移稳定。这样的选择为春花带来了希望。

春花从早期乳腺癌进展到晚期乳腺癌，其中出现的转移，相对于广泛转移来说，还是局限的，这种局限的转移被称为寡转移，而寡转移是介于局部复发与广泛远处转移之间的特殊阶段。20世纪90年代，美国赫尔曼和维斯瓦树教授首次提出"寡转移"的概念，维斯瓦树提出的"寡转移假说"认为："转移是通过病灶数量、涉及器官和进展速度来表现的一系列疾病，可能是一个非常低效的过程。肿瘤必须经历游离、在循环中存活、黏附在血管壁、渗出和定植的过程。这些过程是由基因和蛋白质控制的，但这个过程往往需修饰且不完善。"2006年，尼布等又进一步修正了寡转移的概念。寡转移被定义为恶性肿瘤在远处1~2个器官内出现1~5个转移灶，通过局部治疗可以获得长期生存。

寡转移最初是指单个器官的孤立转移病灶，随后延伸为少数器官出现的有限数目转移病灶，目前尚无统一标准。不同的研究者对转移灶数量、转移部位和转移类型都有不同的标准。因为寡转移局限，性质相对温和，全身播散能力较弱，所以在癌细胞转移进程中仍属早期阶段。正是这些特性提示该阶段进行温和的相对不那么激烈的局部治疗具有临床价值。在没有其他隐匿性转移存在的前提下，通过积极的系统治疗联合局部治疗手段（如放射治疗等）消除寡转移病灶，可使部分晚期患者达到治愈。多项回顾性分析表明，系统治疗联合局部治疗可使寡转移患者的5年生存率达到37%~79%，10年生存率最高可达60%。

转移性乳腺癌通常被认为是不可治愈的疾病，往往需要新的治疗药物和治疗方案，但先前发现一些结肠癌患者可以通过手术切除肝转移瘤，局部手术治疗后，一部分患者被治愈。据统计，美国每年大约有14 000例乳腺癌出现寡转移，有些研究也取得了令人振奋的结果，哌柏西利而是一种具突破性的创新靶向药物，用于治疗激素受体（HR）阳性、人表皮生长因子受体2（HER2）阴性的局部晚期或转移性乳腺癌的CDK4/6抑制剂。研究显示，哌柏西利联合来曲唑治疗HR阳性、HER2阴性的晚期乳腺癌患者，中位无进展生存期长达24.8个月，也就是有一半的患者长达24.8个月病情没有出现进展。而单独使用来曲唑治疗的患者，其中位无进展生存期仅为 14.5 个月。相比来曲唑单药治疗，哌柏西利联合来曲唑治疗让晚期乳腺癌患者的中位无进展生存期延长了 10 个月。

春花虽然出现转移，但非广泛转移，只是寡转移，通过积极有效的治疗消除寡转移病灶，仍然获得长期的生存获益。再见时，向生迎春岁有望，饮尽苦乐，迎接不远的春天。

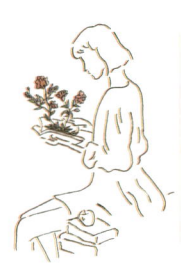

那是怎样的疼

汪洁

不可治愈的晚期乳腺癌

南方小城,山清水秀,清秀生活在这一方水土,从未离开。如果不是因为癌症突然来袭,她不会离开这里。她爱小城,爱她的家,爱憨厚内向疼爱她的丈夫,更爱她幼小懂事的儿子。

她得了乳腺癌,因为不愿离开家,她把原本早期的癌症拖延至晚期,当乳房变得大而硬,疼痛加剧,她拖夫带儿,不得不离开家乡,来到大城市的"三甲医院"求诊。初遇清秀,初诊后,我望着她一家渴望的眼神,决定尽全力救治她,她住院了。

她左侧的乳房几乎被癌症占满,累及左乳附近的淋巴结,她的腋下、锁骨上和颈部已经出现淋巴结的异常肿大,癌已在她的左胸上下蔓延开来。更糟糕的是,在她的肝脏也发现了近3厘米的单个肿块,在全身检查和左乳肿块穿刺活检后,她被确诊为晚期人表皮生长因子受体2(HER2)阳性乳腺癌伴肝转移。

在这样的情况下,外科的手段切除肿瘤求治愈,已十分困难。在病房,我试着与她一家谈话,建议她新辅助化学治疗联合靶向治疗,寄希望能达到临床的缓解,让后续手术切除肿瘤成为可能。离家几百里,当闻及如此消息,她的丈夫泪流满面,可爱的儿子睁着明亮的大眼睛,用小手去擦他父亲的眼泪,而清秀却若无其事说笑着,笑中带泪,她是爽气的女子。

清秀的治疗是一场持久战,她还得为她的治疗筹集医疗费用。为了治好清秀的病,她的丈夫出远门打工赚钱,孩子被送去老家,由清秀的父母照看。清秀一个人在大城市治疗，来来回回需要很多路费，她又给不起太贵的旅馆费，时常从市郊租住地带着饭，坐地铁去市区医院，带着小被子哪里好休息就在哪里躺下，为了能治好病，她硬撑着身体，听从制定治疗方案，希望自己能被治好。

经过几个疗程的治疗，肿瘤部分缓解，肿块缩小，淋巴结几乎消失，肝脏转移瘤的体积也缩小了，此时是最佳的手术时机。但是清秀花完了所有的积蓄，而且开始负债，她付不起后续治疗的费用，她放弃了手术。为了持续治疗，她加入了免费的临床试验。第一个临床试验最初的效果很好，但是后续出现耐药，左侧锁骨上渐渐又出现成片的淋巴结融合群，胸部红肿，原本开朗爱说爱笑的她笑不起来了，她无法吞咽，呼吸困难，声音沙哑，颈部肌肉僵硬，头痛欲裂。

清秀说："当头跟胸一起胀疼起来就似坚硬的石块，压得喘不过气来，似一副枷锁挂在脖子上，不能自由转动。疼得好害怕。"

她被退出第一个试验。清秀的丈夫从外地赶来，见到她，哭着怪她不早点叫他回来，还想着在外面多赚点钱，替她治病。清秀见到她丈夫伤心落泪，心疼得不能自已，也哭得几乎休克，她何尝不想回家，她丈夫可以在身旁照顾她，疼惜她，儿子也在身边。

她又有机会参加第二个临床试验，担忧地问："不知道这次临床试验会是何结果，若再似第一次那样，我还能撑多久？我将是何结局？"多么希望她的坚持以及她的治疗能带给她好消息，哪怕是稳定癌情，缓解她颈和胸之间的粘连，解除那锁在身上的枷锁。

枷锁紧锁着颈部，
魔鬼在胸部肆虐，
那是怎样的疼？
你不会知道被挤压的忧伤，
你不会知道坠入深渊的恐惧，
那是怎样的疼？
那是微风听不到身体声音的疼，
那是星月嗅不到灵魂渴望的疼，

那是彻肺离骨天地茫茫的疼，
那是烈火焚心从未尝到的生命的疼。

新辅助治疗和辅助治疗是乳腺癌患者手术前后的重要的治疗方法，尤其新辅助治疗是近代乳腺癌治疗领域的新的理念和治疗方法，给予那些就诊时乳腺癌分期较晚，肿瘤较大的女性有选择保留乳房手术和降期争取切除肿瘤的机会，当一位肿瘤较大的Ⅲ期乳腺癌患者，如果直接选择手术的化，一般是无法保留乳房的，而如果选择术前辅助治疗，Ⅲ期的肿瘤缩小为Ⅰ～Ⅱ期的肿瘤，降期后的乳腺癌保乳率就大大地提高。在新辅助治疗的同时，医生也可以观察到肿瘤在经历辅助药物治疗后的反应和变化，如果肿瘤缩小，淋巴结消失，就肯定了新辅助治疗的疗效；如果肿瘤缩小不明显，就可以改变治疗方案，减少手术后远端转移的风险，新辅助治疗中的肿瘤的缓解率可以预测接受新辅助治疗患者的预后，为患者赢得更优化的治疗方法。多项研究表明，针对同一分期和分类的乳腺癌患者，无论术前新辅助治疗或术后辅助治疗，整体疗效接近，总生存率没有太大的差异。

评估新辅助疗效，临床常用治疗中疾病进展（PD）、疾病稳定（SD）、部分缓解（PR）、完全缓解（CR）来判定。当靶病灶（也就是肿瘤或淋巴结）最大径之和至少增加 ≥ 20%，或出现新病灶，被判定 PD；当靶病灶最大径之和缩小未达 PR，或增大未达 PD，判定为 SD；当靶病灶最大径之和减少 ≥ 30%，维持 4 周以上，是 PR；当所有靶病灶消失，无新病灶出现，且肿瘤标志物正常，维持 4 周以上，就是 CR。医生都希望新辅助治疗能达到最好的疗效，那就是 CR，完全缓解。

清秀最初的新辅助治疗是有效的，达到 PR，但是昂贵的医疗费阻止了原计划的治疗，她放弃手术，虽然有了参与临床试验的机会，但疗效难料。当癌症再次 PD，凶猛进展，清秀疼痛不堪。佩服清秀这个性情直爽、独立自主、有决断有想法的女子。癌症缠身，依然乐观，参与试验，继续前进。

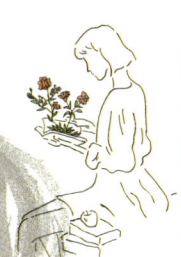

夜深了,我还不能睡

汪洁

乳疾加更年致失眠障碍

"只要身为女人,都会或多或少地发生更年期障碍,就像起伏不停的波浪似的,它是生理的基本规律。然而,还是可以通过本人及其周围人的共同努力,将这波浪控制在最小的范围之内。"

——渡边淳一(日本)

夜深了,等到夜深了,如果你困了,想睡了,不要熬夜,早点睡吧,你还能睡,做做美梦多幸福;不要等到夜深了,你很困了,你还不能睡,你睡不着了,那噩梦可能就离你不远了。

为什么夜深了,你还不能睡?

这些年,身边的女性朋友陆续到了45~55岁的绝经的年龄。青,久咳不愈,去医院检查,肺部CT显示有大小不等的肺结节,最大的有10毫米,胸外科医生建议胸腔镜活检,放射科医生认为可以暂时密切随访,忐忑不宁之后,整夜头晕失眠;薇,一段时间来,觉后腰部有下坠感,在做妇科体检时,发现右侧卵巢囊肿样结构,子宫内膜不规则变厚,进一步诊断和手术,确诊是卵巢癌合并子宫内膜癌,术后经历了艰辛的化学治疗,导致她吞咽、排泄困难,白细胞降低到人几乎如死去一般,某日深夜,天旋地转,大汗淋漓,无法安眠;虹和琳,在跨入中年门槛之时,一前一后住院,因为患了乳腺癌而成为病友,在前期的治疗结束后,都接受了内分泌治疗,几个月后,相约来门诊随访,诉说着服药后的各种不适,除了潮热、出汗、情绪急躁外，不约而同地说道："每天很晚，我还不能睡，因为睡不着。"

▶ "是因为出汗吗？还是因为担心？失眠多久了？有治疗吗？"我问。
▷ 虹先说："夜里躺下，突然脸部和颈部一阵潮热，出一身汗，有的时候还会头痛，头部CT已经做了，神经内科医生诊断是更年期的血管收缩症状，是这样吗？"
▷ "不是吧，"琳接着说："我们服用的治疗乳腺癌的药物，是抑制激素的治疗药物吗？是不是会产生潮热、出汗、失眠、子宫内膜增厚、骨质疏松等副作用？但我出汗不多，就是晚上睡不着，白天的时候，整个人是昏昏沉沉的，浑身无力。"
▶ "晚上睡不好，肯定是会带来一系列负面的影响，有神经情绪的原因，也与药物的使用有关，但你们俩的表现还是有所不同的。"我告诫："不要紧张，放松心情，内分泌治疗是有一些副作用，如果症状不严重，可以再观察，如果严重，也可以采用适当的缓解治疗或换药治疗。"

  乳腺癌患者手术后如果需要内分泌治疗，每月一次的固定时间会来门诊配药。一月后的门诊时间，虹来诊室，除了配药，还告诉我，她最近一个月服用了妇科医生推荐的治疗更年期血管收缩症的药物，自我感觉夜间出汗和潮热的症状好转，睡得好了。琳却依然觉得睡眠很差，而且骨痛，血脂高，我决定让她暂时停止内分泌治疗，并嘱咐她看神经内科医生。薇的先生打电话来告知薇一点也不好，忧虑不安，化学治疗带来的身体伤害，让她分分秒秒处于痛苦中，正在寻求心理医生的拯救。而青慢慢在心中建立起信心和乐观的态度，积极消除负面情绪，告知亲朋好友自己的状况，她每晚靠打坐和阅读来转移不适，然后放松地入睡，做回了睡美人。

  为什么夜深了，我还不能睡？为什么会睡不着？会失眠？这是我的行医生涯中，常常被乳腺癌患者提及的疑问。我也时常被失眠袭扰，但我并不害怕。有时候，在无眠之夜，那些向我倾诉的因失眠或因其他症状而痛苦反应的人会——浮现，有时候，会思考个中原因，欲寻针对症状的治疗手段。

  健康的女子在面对人生的更年，接近90%都会有不同程度的反应，也就是所谓的症状；如若疾病缠身的女子遇上更年，那更是雪上加霜，更年加疾病，生理加心理，双重打击，使她们悲哀，使她们忧伤，使她们如坠入黑暗的深渊，似被撕裂被掏空，所以她们害怕活的黑暗，渴望生的光明；故而当夜深人静，思虑便随之而来，失眠随之而来，又要如何担负？

你有深夜无法入睡失眠的经历，
我有夜深怕黑而哭泣的体会。
为什么夜深了，你还不能睡？
因为希望的心灵，
总放不下昨夜的璀璨星空；
为什么夜深了，我还不能睡？
因为平凡的灵魂，
总害怕睡去而错过了明天的热烈的阳光。

既然生老是必经之路，那病死也不可避免。人，如何处变不惊；医，如何施以援助；实在是太重要了。中国现阶段已进入人口老龄化社会，更年期综合征女性的人数呈现上升趋势，乳腺癌的发病率也逐年成倍增加，癌症伴随更年的女子，当心理与生理上发生变化时，将如何面对？又将如何度过？这是摆在医生和患者面前的严峻的问题。

女性到了绝经前后为更年期，约在50岁，以月经无规律开始至完全闭经的大约2年时间里，因其卵巢功能退化，体内内分泌系统也随之异常波动，在心理与生理上产生一系列不适症状，其中的改变有两方面：一方面，有全身性的血管收缩症状、心血管症状、性欲变化以及自主神经功能不稳定症状，比如潮热、出汗、失眠、心悸、骨质疏松、尿路感染等；另一方面，有心理与精神上发生变化，比如头晕、焦虑、抑郁、恐惧、容易激动等。这在很大程度上，影响着女性这段时期的生活质量，这些症状通常被总称为更年期综合征。

外科医生往往只重视针对患癌女性的手术治疗，而会忽视患者的其他相关的诉求。内分泌治疗是乳腺癌除手术外重要的治疗方式，大大提高了乳腺癌患者的治愈率和延长她们的生存期，但也带来了类似更年期综合征症状。因为愈来愈多地被问到更年期女性生理与心理的问题，也越来越多地觉得这是值得和需要重视的问题。在精神科、妇产科、神经内科、心内科、骨质疏松科等领域，针对这些女性的症状，已提出了相关的研究理论和治疗对策。

有研究证明，一些抑郁、焦虑等不良心理与部分躯体症状有密切关系。比如麻木、眩晕同焦虑有关系；头痛、失眠与抑郁有关系；而存在躯体症状的更年期女性，与产生的心理障碍有关。一些潮热、出汗与雌激素水平下降相关，通过激素治疗，补充雌激素，会改善因缺少雌激素而出现的相关的健康问题。激素补充治疗是关于女性卵巢功能下降的有关健康问题所采取的安全有效的医疗手段。

失眠，不能睡，中医称"不寐"，主要病位在心肝。心不宁，肝不舒，阴阳失调，脑神逆乱，心神迷了路。夜深了，我还不能睡，如不能睡，通过催眠、冥想、音乐、芳香、中药、食疗、茶道、按摩、足浴等方法，或治疗，或转移，失眠大多是可逆的，是可以回复安然入眠的状态的。

我同情身边那些遭遇生命冬天的女性，也佩服勇于面对，正面抗癌的朋友，努力坚持，乐于调整，再次走向人生的春天，找回迷途的心神的密码，找回身体深处原本的轨迹，赢回自己的健康，重新过上理想无忧的生活。

昨夜风狂雨骤，浓睡一觉初晴。

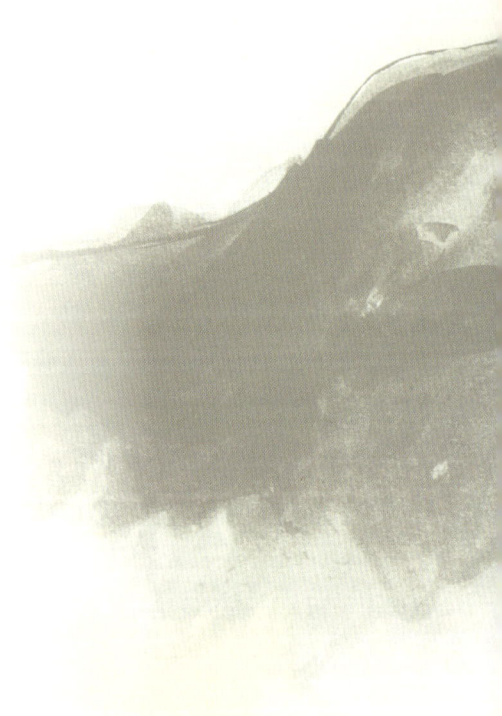

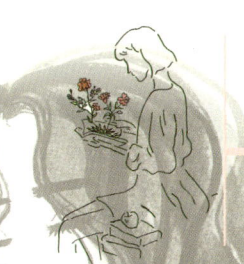

请给我信心

汪洁

身心营养燃带癌生存者希望

"最近几个月我很混乱,浑身酸痛,明显消瘦,面瘫,真是惨,水深火热。求你救我!"

在短期休假期间,我的微信中收到好久没来复查的老病友敏姐的一条短信。敏姐怎么了?作为她的主诊医生,警觉到的是敏姐的病是否复发了。

休假回来,很快就安排了敏姐住院,全面彻底地检查。查房时见她消瘦而无力,面色无光嘴角略歪,与她对话,发现她的听力也明显受损,她不再是六年前刚患乳腺癌时精神状态尚好的敏姐,现在的她病得很重。

几天后,在科室的多学科诊疗(MDT)会议上,住院医生详尽地汇报了敏姐的病史和检查结果。敏姐的乳腺癌已从最初的早期进展至晚期。六年前,更年的她无意中触及左乳肿块,及时来医院就诊,经历一系列的检查和手术活检,被诊断为早期激素受体阳性乳腺癌($T_1N_0M_0$,Luminal A 型),做了乳腺根治性的手术,术后选择了维持性的内分泌治疗5年,自行停药。停药后一直未随访,经检查,原来最近出现消瘦疼痛和面瘫为主的表现,元凶还是乳腺癌,癌症转移到骨、肺和全身淋巴结。在敏姐颅骨颞侧有一处较大范围的骨转移病灶,压迫脑膜,侵犯面神经和听神经,造成听力下降和面肌瘫痪。不仅如此,癌细胞的全身活跃,让敏姐的造血和免疫系统全面受损。敏姐已是晚期乳腺癌患者。MDT 团队讨论的重点是后续的治疗选择,如何给到她一个精准有效和依从性好的治疗方案,帮助她树立治疗信心和维持良好的生活质量。

乳腺癌使人混乱，如何治乱而重获信心？

以往，治疗早期乳腺癌重在手术，术后辅助治疗。随着研究的深入，对术后患者辅助化学治疗和放射治疗，或者放射治疗和化学治疗结合，更新的方法是辅助内分泌治疗和靶向治疗等。手术后继续治疗就是辅助性维持治疗，术后辅助性治疗分为短期治疗和长期治疗，短期治疗一般是指辅助性化学治疗和放射治疗，这是放射治疗和化学治疗本身的特性决定的，由于后续的毒副作用，放射治疗和化学治疗一般是3~6个月的短期治疗。长期治疗又被称为维持治疗，如1~3年的靶向治疗和5~10年的内分泌治疗。现在临床已经确证了维持治疗的有效性，借助维持治疗的方法和有效依据，追求比5年更长的生存时间是医者和患者的共同理想。

大多数的早期激素受体阳性乳腺癌患者，在经历手术、化学治疗、放射治疗等短期治疗后，后续的内分泌治疗是一个长期治疗的过程，很多患者治愈，但总有20%~30%的患者会进展至晚期，也就是癌症复发或全身转移。敏姐也是5年的内分泌维持治疗，而在6年后才出现复发。即使患者复发或全身转移，给予一位进展到晚期的乳腺癌患者的治疗方案，还是要遵循维持治疗、带癌生存的原则。维持治疗有效果，带癌生存有质量。

▶ 查房时，我告诉敏姐我们已经讨论，建议她采用短期化学治疗和长期一线内分泌治疗。"敏姐，后续方案已定，你需要化学治疗，化学治疗期间你要增加营养，树立信心，摆脱混乱。"

▷ "我一定配合治疗，请给我信心！"

安排敏姐留置了中心静脉导管，输注了营养液体，敏姐开始另一段漫漫征程。一次化学治疗后再次来院，见敏姐恢复了神采，她说她胃口很好，每天荤素搭配，禽肉猪牛肉、鱼虾海鲜、五六种水果蔬菜、谷物豆制品等，统统不忌口。她坚持完成了辅助化学治疗。就是在内分泌维持治疗期间，敏姐的营养状态和生活质量一直很好，就在复发后3年的一次随访显示癌症在可控范围。

西方哲学家和医学之父希波克拉底说：“让你的食物成为你的药，而你的药就是你的食物。” 癌症专家帕特里·克奎林博士的观点："在每个人70岁寿命的岁月中，患有隐性癌症的机会大约有六次，然而只有一部分人会缓慢发展成显性的癌症。人体本身的机制是有抗癌准备的，问题在于在此过程中要有全面和充分的营养摄取，适当的营养可以预防 50%~90% 的癌症。"营养治疗已是被推崇的一种癌症治疗手段的指导理念。

虽然早期乳腺癌恶性程度低，5 年生存率高，但毕竟是癌症，凭借现今的医学治疗手段难以根治。肿瘤的生物学行为是异常增殖、侵袭和转移，早期乳腺癌临床初愈后复发转移的概率和风险对于每一位患者都是存在的。至于谁会复发或不复发，现在的医学手段是无法作出判断的。

中医大师张建明认为："治疗上的改进所反映的本质，其实就是对肿瘤细胞具有难死性，单靠手术和一两个疗程的放射治疗和化学治疗都难以将其彻底灭净而仍存在复发风险的认识上的显著进步。"为患者安全和长期生存考虑的维持治疗和营养治疗的手段，值得去尝试和探索。

人生很贵

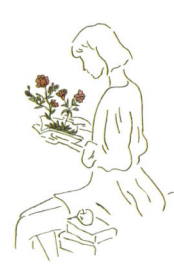

汪洁

临床试验贵于勇气

"告诉你一个好消息,我终于在肿瘤医院参加到临床试验了。"收到浙江患者温晴的短信,我很为她高兴。自从她被诊断为晚期转移性乳腺癌那一天起,她暂停了工作,一直是浙江上海两地奔走,走在抗癌的路上,虽然她的生活状态完全改变,可是她并没有放弃。

两年前,温晴第一次来就诊时,就被宣判为晚期乳腺癌伴肝转移。和大多数晚期转移性乳腺癌患者一样,温晴最初的新辅助化学治疗加靶向治疗后,评估乳房上的病灶和肝脏上的病灶达到可手术的程度,她接受了乳腺癌根治手术,并转肝胆外科接受了肝转移病灶的切除手术,手术后完成了靶向治疗和放射治疗。但这一切并没有让癌的发展停下来,癌也在向前走。术后3个月,还在内分泌治疗中的癌卷土重来,她的乳房手术部位出现癌复发,同时锁骨上出现肿大转移的淋巴结。

为了治病她又一次从浙江山区带着行李来上海找我,见她表情乐观,她递给我一张纸,展开一看,纸上写着所有她的疑问和感谢。其中有一行字写着:"我是被宣判死刑了吗?你觉得人活着是为了什么?"旁边上还画了笑脸。我看着她,在那一刻,突然体会了温晴身上那一股独特的气息,是从何而来?在为她治疗的交往中,有时在诊室,在病房,也聊到她的家人和先前的生活琐事,似乎一直被这气息吸引,现在明白了,这气息是她从未显露的最真实的态度。

▶ 停顿了几秒,我对她笑了笑,说:"你看起来一直是乐观的,人为什么活着?我觉得是为了人生的美好而活。"

▷ "能健康地活着就很美好。为了治病,我不仅花完自己所有的积蓄,还向亲戚朋友借了很多钱,人生很贵。"温晴请求继续治疗。

为了减少温晴治疗的巨大花费,也是帮她寻求更有效的治疗,推荐她去肿瘤医院试试可否入选新药的临床试验。温晴寻求的临床试验机会未果,她在肿瘤医院开始一线的解救化学治疗,也许正是她这种心态和极强的求生欲,化学治疗起效了,她手术部位的复发病灶消失了,并一直维持化学治疗中,为了能活着,她始终听从医生的治疗。为的是等待着有加入临床试验的机会。她时不时来信,乐观地向我报告她的治疗反应和近况。

她来信说治疗休整期,回乡常常一个人走山里,吃生长在山野丛林里新鲜的野味,看看山野的风景,感觉人生真是短暂的美好。近来,她身体状况虚弱,经常呕吐和咳嗽,睡眠也很差,胸闷气短,情绪也慌乱悲观,有一次她走到崖边,一阵山风几乎把她吹向山下。在她多次浑身难受夜间去当地急诊后,她悲观了,认为大难临头,把儿女丈夫都交代一遍。她问这种情况是不是病情严重了,她要不要继续等下去,像做一个诚实守信的人。

温晴终于等到了好消息,人生经历困境方知珍惜来之不易的机会。那天她起床后不觉得晕了,有胃口想吃饭了。她和丈夫一起去上海,又有勇气去尝试临床试验,也许成功,也许失败,为什么要去?为了人生的美好。也正是温晴抱着不悲观的乐观信念,才有了晚期癌症长期生存的机会。

临床试验属于前瞻性的研究,针对某种新的治疗方法进行研究。方法是:随机双盲让一组研究对象接受新的治疗方法,比如使用某种新药,同时有另一组称为对照组的研究对象不接受这种方法。接着便是密切追踪研究对象,再比较两组对象的情况,统计数据,得出结论:这种研究结果是最可靠的。温晴有机会参与临床研究,是了解到研究对于乳腺癌治疗前景的意义,对乳腺癌研究有所贡献,不仅帮助其他乳腺癌患者,也很可能会拯救到她自己。

乐观是温晴,悲观也是温晴。乐观代表生,悲观代表死,乐观的人生是美好的,悲观的经历也是一种财富。有生就有死,从来就是。虽然生老病死是人生无法逃避的自然规律,但真的发生时,谁都不可能坐以待毙,让疾病加速进展等同于慢性自杀,而随着病情的恶化和不可控的发展,生存质量会日渐下降。当今医学的飞速发展，尤其是抗肿瘤药物的研发进步，乳腺癌已不再是不治之症，只要科学防治，让患者长期有质量地生存不是梦。

参与临床试验的患者治疗效果，也许会成功，更多的也许是失败。很多患者不能参加的想参加，参加了又害怕。医学越进步，患者对医学寄予的期望值就越大。但事物总有两面性的，一方面医学技术的进步促进了研究和诊疗手段的完善；另一方面又带来医源性疾病和问题，并增加患者的支出。疗效的进步和费用的增加，必然增加患者对癌症治愈的期望值。

临床试验的药物可能是未来的价格昂贵的有效药，加入临床试验对一部分患者还是有成功的希望的，并免去大部分的高额费用，但由于医学的诸多未知，期望与效果之间的差距仍很大，这种落差也将增加患者对试验和医生诊治的失望。让我说，成功是需要去尝试的，不能因为害怕失望而不敢尝试，唯一的失望在于不敢尝试，而一旦尝试后，如何对待失败、面对失望是晚期乳腺癌患者的必修课，也是医者们的必修课之一。

人生很贵，且行且珍惜吧！

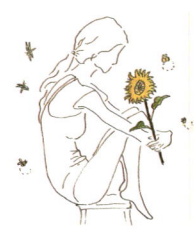

最后的一丝希望

汪洁

内分泌治疗耐药和维持治疗

王晶确诊乳腺癌已经两年多,她是在上海的一家二级医院做的乳房切除手术。两年来,癌症似乎已远离,她慢慢恢复了以往的神气。无意间,她发现在原手术的切口瘢痕附近出现一枚小小的硬块,于是她来找我就诊,我第一次见到她。

王晶已经退休好多年,却不显老,脸上皱纹不深,皮肤白皙,明亮的大眼睛更显年轻。她打扮得体,说话温柔稳重。询问她的病史,了解到她所患的乳腺癌是一种叫浸润性小叶癌的类型,雌激素受体表达阳性,比例为3%。自手术后,她完成了6个疗程的化学治疗,每3个月去医院随访。我检查她的手术部位,那里的确有一枚小硬块,预示乳腺癌复发。

▶ "你没有接受内分泌治疗吗?"我问。
▷ "没有,手术的医生没有推荐我内分泌治疗。"她回答。
▶ "你可能需要进一步检查,必要时需要再做一次手术。"我写了住院卡,让她等通知住院。

王晶住院后,手术侧的胸壁超声提示那枚小硬块考虑复发,全身检查未发现异常。然后她接受了胸壁肿块的切除手术,手术后的病理诊断明确为乳腺癌复发,这次的雌激素受体表达的阳性比例高了许多,为15%。我直接推荐了内分泌治疗加局部放射治疗,让她服用一种叫阿那曲唑的药物。服药半年后,王晶的胸壁再次出现癌块,这次病灶的范围比上次更大,同时发现癌细胞已转移至淋巴、骨和肺。由于病情反复且内分泌治疗耐药,为控制乳腺癌继续进展,我推荐她做化学治疗。

化学治疗过程十分艰难,不良反应大,两个疗程后,见王晶明显衰老,好在胸部肿块退缩,肺部转移病灶得到控制,她坚持完成了 4 个疗程的化学治疗。不做化学治疗,可以选的治疗方法还是内分泌治疗,考虑到先前的内分泌治疗耐药,我推荐了联合靶向药物的内分泌治疗方案(CDK4/6 抑制剂加芳香化酶抑制剂),期望可以逆转耐药。

她问:"会有用吗?很多治疗方式都试过了,我的身体还有希望吗?"

由于此方案的药物不在医保范围内,王晶的每月医疗花费要增加 2 万多元,她试了两个疗程就放弃了,随后选择了口服化学治疗药物加内分泌治疗的联合方案。王晶每隔 3 个月还来我门诊复查,她的病情稳定了 9 个月后,迅速进展,最后一次见到她时,是她丈夫送她来的,她坐在轮椅上,身形消瘦,无法行走,咳嗽剧烈,腹胀腹痛,有胸腔和腹腔积水,胸部和腹壁上有多发的转移病灶。我明白她和她的丈夫还是抱着最后的一线希望。

癌症是难治性和顽固性疾病,早期临床治愈后的患者体内可能还有残留的癌细胞,还会继续增殖壮大,当达到一定实力时,癌细胞便疯狂摧毁身体。肿瘤细胞的这一特性主要是由肿瘤干细胞的存在所导致的。所谓肿瘤干细胞是指肿瘤组织中存在着一类特殊的肿瘤细胞,在肿瘤形成过程中具有自我更新增殖和分化潜能,其性质与正常干细胞相似。它的数量少,但成瘤能力比普通的肿瘤细胞强大,是肿瘤发生、发展、复发和转移的基础。它可以长时间处于休眠状态并具有多种耐药分子,这也就是肿瘤难治和耐药的原因。

晚期乳腺癌已经逐渐成为一种慢性病,需要终身治疗。维持治疗的模式已经成为常规诊疗方式。从理论和实践上来讲,化学治疗药物具备了将肿瘤细胞彻底杀灭的能力,但它对人体的伤害严重,如果杀死癌细胞,人的各个脏器功能全坏了,就等同于死亡。在使用化学治疗药物治疗乳腺癌时,必须确保机体生命安全为前提,所以化学治疗药物就根本不能彻底杀灭癌细胞。

临床实践证明,绝大多数晚期转移性乳腺癌是不可治愈的。王晶出现首次胸部复发时,虽然手术再次切除,但是很难把肉眼所看不见的肿瘤切除,并且肿瘤所寄生的身体环境并没有被改善。好似手术只割了韭菜叶,没割韭菜根;手术去除了花盆里坏死的枝条,花盆里的土壤没有改善。所以没过多久,宿疾复发。

治疗晚期乳腺癌，主要目的在于缓解患者症状，提高生活质量，延长患者的生存时间。维持治疗的选药原则通常以使用方便、不良反应轻、耐受性好为主要原则。对于激素受体阳性的晚期乳腺癌患者，内分泌治疗以其有效，长病控制时间，低毒性，良好的耐受性和依从性而获得临床医生的推荐，是不同于细胞毒性化学治疗药物的一种优选方案。

美国国家综合癌症网络（NCCN）指南、欧洲肿瘤内科学会（ESMO）指南、美国心脏协会（ABC）指南、美国临床肿瘤学会（ASCO）指南及国内的晚期乳腺癌治疗共识都一致推荐，除非存在肿瘤的内脏危象，或疾病快速进展急需迅速控制肿瘤，或内分泌耐药情况，否则内分泌治疗作为激素受体阳性晚期乳腺癌的优先选择方案。**若患者为激素敏感类型，就应尽可能让他们接受持续的内分泌治疗，由于化学治疗相关毒性，对于合适的患者应尽可能地延长内分泌治疗，化学治疗应当留到患者出现激素抵抗时才使用。**

患者王晶所患乳腺癌是激素受体阳性晚期乳腺癌，当疾病进展，向王晶推荐的CDK4/6抑制剂联合芳香化酶抑制剂方案是针对这种类型乳腺癌的新方法。CDK4/6抑制剂在多项随机大型临床研究中显示出对复发或转移的激素受体阳性乳腺癌的显著疗效，研究结果显示抗癌药CDK4/6抑制剂联合内分泌药物来曲唑治疗进展期乳腺癌，无进展生存期超过两年。相对于化学治疗来说，是在内分泌治疗基础上的强化。

具体选择化学治疗或内分泌治疗的依据还包括：复发转移肿瘤情况，包括肿瘤负荷、既往治疗情况、无病间期；患者情况，包括患者年龄、耐受性及治疗意愿等。通常，对于无病间期时间小于1年的患者、肿瘤负荷大的患者及临床症状较重的患者化学治疗效果更佳，对于无病间期超过2年，肿瘤负荷轻，仅有轻微临床症状或无症状的患者内分泌治疗更推荐，而处于临界情况的患者是选择化学治疗还是内分泌治疗，临床医生应根据患者的一般状况、治疗意愿等多方面综合分析后决策。

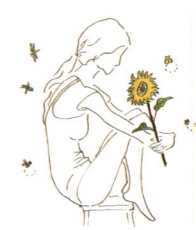

至少还有这个春天

汪洁

何解耐药

她在这条路上走了7年。

路,其实有一个名字,名为抗癌路。路的起点是在七年前的夏天,她在家人和医护的陪伴下被推进手术室,她走着,不能回去,一路漫长,癌情不断,有恐惧,有坎坷,有泪水,有绝望,也有希望。

她是我的老同学文君,一名老师。七年前她被诊断为早期乳腺癌,经历了手术、放射治疗、化学治疗、手术,以及放射治疗和化学治疗的并发症,让她抑郁了一整个湿黏的炎夏。待到秋叶趋黄,重新走上讲台,她才恢复了爽朗的元气。她边工作边坚持服用内分泌药物,定期复查。重新工作一年后,还是秋天,她在一次复查时发现手术一侧的锁骨上淋巴结肿大和双侧肺部的多发结节病灶,经穿刺病理活检被诊断为乳腺癌复发和远处转移。

▷ 在服用一种内分泌药物治疗中癌复发,她来寻求我的意见。她问:"我的药是否无效了?我是否需要再做化学治疗,我害怕做化学治疗,它会使我心情抑郁。"

▶ "你在服用原来的内分泌药中癌症复发,说明这个药物已不能抑制你体内的癌细胞,就是我们说的耐药了,必须考虑调整治疗方案。"我建议。

▷ "有没有除了化学治疗的其他方案?我不想做化学治疗。"

▶ "你的穿刺结果还是激素受体阳性乳腺癌的复发,而且你现在没有不适的症状,所以可以考虑用一线的内分泌药物替换你现在的药物。单药或者双药,你选择。"

▷ "不化学治疗,我接受,按你的医嘱执行。"这个方案文君满意。

文君虽然更换了一线的内分泌治疗方案,但我知道无论是单药还是双药的治疗,她未来的路不好走，荆棘就快挡路，风雪就要来临。更换的方案稳定了两年半，文君复查时发现肺部的多发病灶有增多增大趋势，而且自我感觉乏力和间断咳嗽，癌相关肿瘤抗原指标也大大高于正常范围。我跟她讨论是否接受一线化学治疗方案，她面无表情，说要回家考虑。

当生命无可希冀也无所要求，耐药也变得不再那么重要。文君拖了两个月没来，在与老同学的聚会时，听闻文君情况不好，情绪低落，明显消瘦，与她联系，再问她考虑得如何？当春节来临之前，冬雪飞舞，文君含着泪，又踏上了漫漫风雪路，自耐药后的烦恼和恐惧，在营养支持治疗后变得空无，她开始了耐药后的一线化学治疗。

我还不能完全确定一线化学治疗是否会给文君带来希望，而能确定的是，文君至少还能度过绝望的严冬，至少还有这个春天。

人类已在多个方面致力于女性健康的最主要杀手乳腺癌的研究。已知乳腺癌的发病率占各种恶性肿瘤总数的 7%~10%，多发生在 40~60 岁，绝经期前后的妇女发病率较高。它是一类由不同病理实体构成和具有多样临床行为表现的异质性疾病，不同的分子结构改变着它的增长、生存方式及对治疗的反应。

乳腺癌最常见的病理类型是浸润性导管癌，分子分型中三阴性乳腺癌淋巴结转移率高，常常沿淋巴血液途径播散而导致患者复发风险高、预后差，预后差的原因之一就是乳腺癌患者对抗肿瘤药物产生耐药，在完成周期性治疗后仍然复发。尽管在乳腺癌致病基因、乳腺癌转移、乳腺癌病理、乳腺癌早期检测和系统药物治疗等方面已经取得了许多重大进展，同时将计算机技术、物理、工程等研究与临床应用结合起来，以提高乳腺癌的防治率。但是大多数乳腺癌患者对药物产生的耐药性限制了抗肿瘤药物的疗效。

耐药何解？

耐药是一个生物学术语，又称抗药性，在肿瘤治疗中的耐药系指肿瘤细胞对于各种药物（包括化学治疗、靶向治疗、内分泌治疗等药物）作用的耐受性，耐药性一旦产生，药物的作用就明显下降甚至无效，直接影响肿瘤患者的预后和生存率。肿瘤细胞耐药性分为内在性（未接触药物时已存在的）和获得性（接触药物后产生的）两大类，又称原发性耐药和继发性耐药。

为什么扩散到身体其他部位的肿瘤更容易对抗癌药物产生耐受？美国麻省理工大学生物学教授迈克尔·海曼发表在2010年《细胞》(Cell)上的一篇文章，解析了肿瘤微环境和癌细胞耐药的关系。他在对小鼠淋巴瘤的研究中发现有少量的癌细胞能够通过躲藏在胸腺中逃避化学治疗，胸腺中大量的生长因子保护这些细胞逃逸了化学治疗药物的"追杀"，这有可能是导致肿瘤耐药和复发的根源。这一发现解释了有可能肿瘤利用了这种保护性的细胞因子系统帮助癌细胞存活。发表在2012年《自然》(Nature)杂志上的另一个研究也发现存在于肿瘤内的正常细胞，作为肿瘤微环境的一部分，有可能提供了因子帮助癌细胞即便在抗癌药物治疗时也能生长和存活。

由此推测，癌症治疗必须在杀死肿瘤细胞的同时阻断保护性的细胞因子系统，才能清除残留癌细胞，减低抗癌药物的耐药性。除了胸腺，人体或许还有其他的区域，例如骨髓，供肿瘤细胞躲藏和潜伏。当前的癌症治疗虽靶向癌细胞，却不能够靶向肿瘤微环境的生存反应。

如果出现化学治疗药物耐药，其一可采用其他包括作用于休眠期癌细胞药物的联合化学治疗；其二可尝试调整给药时间，防止癌细胞逃避化学治疗药物的杀灭作用。对于乳腺癌靶向药物耐药的患者，目前可采用在原耐药的单药基础上联合其他靶向药物以逆转耐药，或者换用后续新研制的原通路或其他通路的靶向药物，从而提高患者的抗癌能力和延长生存期。

更关键的治疗不在生理，而在心态，积极的心态将使患者处于最佳的治疗状态，或许耐药逆转可待。如果复发的肿瘤可通过手术切除而减少肿瘤负荷，也是对抗肿瘤耐药的一种有效而快速的手段。

文君是从早期乳腺癌进展至晚期转移性乳腺癌患者，治疗目的是延长生存时间，维持生活质量。当治疗再次出现耐药，唯一可以选择的是再次换药，换药要根据患者的具体病情和对药物毒副作用的耐受情况而选择。当疾病进展加快，耐药不可避免。耐药出现后，后续治疗的每一步选择都至关重要，要尽可能选择最佳最有效的个体化方案，延长再次出现耐药的时间，为患者赢得更多新药的治疗机会。

在新药层出不穷的当今，耐药的悲剧不是无药可用，而是将再度耐药。生命何从？未来的命运何解？"如果冬天来了，春天还会远吗？"

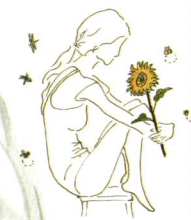

厚厚的心结

汪洁

小心内分泌治疗的不良反应

每周一的上午门诊总是有许多新就诊的患者。妇产科刘主任介绍一位外院手术并随访的乳腺癌患者来咨询,她叫方圆,正在诊室外候诊。方圆进入诊室,她五十开外,穿着一件飘逸的碎花连衣裙,化了淡妆,千千仪态,表情有些忧虑。

▶"你好!请坐!请问你有什么需要咨询的?我能为你做些什么?"我微笑地问。

▶"医生,你好!我因乳腺癌手术至今已六年,因为子宫内膜增厚,前不久在妇产科做了子宫和一侧卵巢切除术,是妇产科刘主任主刀的,目前身体还在恢复中。"方圆看来很疲惫,"想咨询的是我一直在服用的内分泌治疗药物该如何调整?是否换药?可否停药?"

方圆给我看了她的病历,原来她最初的乳腺癌病理分期是 $pT_2N_1M_0$,分子分型是 Luminal B 型,也就是说她患的是一种激素受体阳性乳腺癌,并有淋巴结转移,临床预断是属于低中度复发危险的乳腺癌患者,除了手术治疗、化学治疗和放射治疗,内分泌药物治疗是被推荐的。

在获知方圆病史的同时,也从她的讲述中了解到,自最初痛苦的乳腺癌手术以来,她一直口服内分泌治疗药物托瑞米芬并随访肝功能和妇科阴超。期间月经周期紊乱,子宫内膜增厚,比正常的厚几倍,外院妇科也做过诊断性刮宫,直至绝经。近一年来,复查子宫内膜厚度一直在 15 毫米左右,近期决定切除子宫和卵巢。

▶"我在服用的这款药物,到今年已是第六年了,医生告知有脂肪肝和子宫内膜增厚等的副作用，所以请教你是有这情况吗？是不是需要换药？子宫内膜增厚一直维持 15 毫米左右的厚度，你说我做诊断性刮宫或子宫切除有必要吗？"方圆已做了手术，还是疑问很多。

▶ "内分泌药物于你的乳腺癌是有利的，于你的子宫内膜或许不利，但是可控的。通过随访，掌握癌症是否有复发风险，由治疗癌症药物所引起的不良反应是否在控制范围。如果不良反应的危害超越治疗的益处，那么这种治疗就需要终止。从你近六年的治疗来看，还是有效的，不良反应也控制满意，现在已切除了子宫，内膜增厚的情况也彻底去除，鉴于你前期的诊断分期，建议你继续随访并维持原有的药物治疗 2~3 年。"我替方圆做了后续治疗的决定。

方圆的脸上漾开了笑，满意地离开，一抹裙角飞扬。

中午，门诊结束，去医院的职工食堂就餐，遇见了妇产科的刘主任。边吃边聊起患者方圆的情况，我问刘主任说："乳腺癌患者长期服用他莫昔芬或者托瑞米芬，因为抑制激素受体的缘故，或多或少会出现子宫内膜增厚，增厚到什么程度是需要妇科干预的？方圆是否必需切除子宫？"

刘主任说："方圆一直在随访的，子宫内膜一直是维持在 15 毫米左右，我是不同意她切除子宫。她担心的是乳腺癌的风险和不良反应，我才替她做了手术。先前她有过腹部手术史，盆腹腔粘连使子宫切除手术很困难，子宫是经阴道（未经腹）切除的。"

了解到方圆子宫切除过程的痛苦，想着她或许可以免去这次治疗的选择，好在手术由有着高超技术和责任心的知名妇产科主任医师主刀，这一阶段终于圆满结束，多年来心头厚厚的结彻底松开了，伴随的痛苦和焦虑也随之消失，或许她的坚持让她做了合适的选择。

治疗乳腺癌患者，面对的基本上都是女性，总有一定比例的患者伴有妇科疾病，如子宫内膜癌、卵巢癌等。乳腺和生殖器官同属于女性性器官，承担生育和性的使命，又各司其职。乳腺疾病和妇科疾病是否相关？乳腺癌治疗是否影响子宫和卵巢的功能？在临床诊治中，乳腺外科和妇产科医生常常就发生在患者身上的问题互相讨论和紧密合作。

乳腺癌研究证明，只要是有激素受体表达的乳腺癌，内分泌治疗是推荐的治疗方案，可以从中长期获益。而乳腺癌内分泌治疗药物他莫昔芬可致月经周期紊乱和子宫内膜增厚。"增厚"并不一定代表"增生"，这只是妇科超声检查子宫得到的描述，就是子宫内膜在超声下看起来比较厚，当"增厚内膜"经宫腔镜或诊断性刮宫，在显微镜下见到腺体结构的改变和腺上皮的异型性时，才代表病理诊断上的"内膜增生"概念。经前正常的子宫内膜增厚根本是生理的过程，是不同于病理性的子宫内膜增生。

一般正常子宫内膜厚度为5~10毫米，子宫内膜在不同时期，厚度也是有所不同的，是随卵巢的周期性变化而变化的，至月经期前内膜厚度可以达到10~14毫米。当月经出现，内膜脱落，子宫内膜就变薄了。而由于内分泌治疗所引起的子宫内膜增厚，只要加强随访，不必太过担心。

妇产科学将子宫内膜增生列为癌前病变，因其具有一定的癌变倾向。但根据长期观察，绝大多数子宫内膜增生是一种可逆性病变，或保持一种持续性良性状态，仅少数病例在较长的时间间隔以后可能发展为癌。根据腺体结构形态改变和有无腺上皮细胞异型性将内膜增生分为3型：单纯增生、复合增生和不典型增生，只有不典型增生癌变率较高。2014年世界卫生组织（WHO）将子宫内膜增生的诊断，分为典型子宫内膜增生（EH）和非典型子宫内膜增生（AH）两种。

因子宫内膜增生做子宫切除术，是有严格手术指征的。年龄在40岁以上，无生育要求的子宫内膜不典型增生患者，一经诊断即可行子宫切除；内膜持续增生并加重，或怀疑已发展为癌，或阴道出血不能为刮宫及药物治疗所控制，也可考虑手术切除子宫。

乳腺癌内分泌治疗，除了抗激素受体以外，还有芳香化酶抑制剂（AI）和卵巢去势治疗。各个指南认为，对于存在较高复发风险的绝经前激素受体阳性乳腺癌患者，可给予辅助的卵巢功能抑制＋芳香化酶抑制剂（OFS+AI）或卵巢功能抑制＋他莫昔芬（OFS+TAM）治疗。对于绝经后激素受体阳性乳腺癌患者，首先推荐AI。鉴于方圆初发病时，虽是存在复发风险的绝经前激素受体阳性乳腺癌患者，但并没有考虑卵巢去势治疗，托瑞米芬的六年治疗已见很好的疗效。

此时，方圆早已是绝经后乳腺癌患者，针对子宫内膜增厚的副作用，方圆可以尝试停用托瑞米芬或换药，继续妇科随访阴超，大可不必积极地切除子宫和卵巢，这样可以避免手术的再次创伤和失去子宫卵巢的更多的副作用。

感谢刘主任替方圆保留了一侧卵巢，祝愿方圆在不久的将来完全走向治愈。

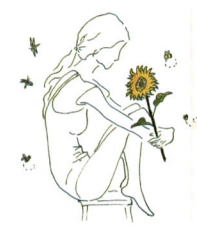

过敏的心

汪洁

心理过敏与肿瘤免疫变态的识别

华山大道北,门诊大楼四楼,下午开诊约半小时后,走进一位美丽的姑娘,她很年轻,也很和气,我看到她病历卡上的年龄是30岁,名字叫贾敏。她说她的右胸长了一个肿块,要求我替她手术切除。我替她体检,在右乳靠近腋下触及一个小小的活动的肿块,看了超声报告,初步判定她的乳房肿块为良性肿瘤,我告诉她需要手术切除活检。

她笑了,说她准备好了,请了一周病假,希望可以尽快安排手术,我答应了她。当天下午就收她入住日间病房,第二天就完成了术前准备和手术。贾敏术后第三天出院,我让她记得来取她的病理报告。

一周后,我接到病理科小璐医生的电话,说贾敏的右乳肿块病理诊断乳腺癌可能,需要免疫组化分析,让她去一次病理科。我觉得突然,回想手术时切除的小小肿块,肉眼看来并不像恶性肿瘤,我通知了贾敏再来门诊。

在贾敏手术后一周,我在门诊等她,她没来,电话里她说老家有事,等办完就来。一个月后,我在门诊见到她,她手里紧紧攥着那张诊断她患乳腺癌的病理报告。

▷ 她大口地喘气,很是心神不定,声音恍惚,问道:"我的病是早期吗?是否已转移?有治愈的希望吗?如果继续治疗还需要多少花费?"

▶ "你终于来了,无论早或晚,只要积极治疗,还有希望。医保可以报销大部分的费用,不必担心。"我在说服她。

贾敏的乳腺癌类型是三阴性乳腺癌,她再次入院,根据她的病理报告和详尽的全身检查，她再次接受了右乳癌保乳手术，手术后化学治疗并放射治疗，其间她有术后的伴随症状，心塞头晕失眠一并来袭，一年后，她慢慢好转并恢复了工作，她几乎不来随访，理由是经常在外地和心累。

也是门诊时间，贾敏独来，无人陪伴，找我加号。这次见她，觉得她好像变了一个人，气色大不如前。将就诊卡插入连接电脑的卡槽，输入名字和联系电话，加号成功。当她坐在我面前，我正打算替她体检时，她有些欲言又止，突然她晕倒了。

▷ 她平躺在诊室的检查床上，测量血压偏低，心跳偏快，她的神志是清醒的，说："最近老觉得胸部有肿块，可能自己太紧张和过敏，害怕自己乳腺癌复发，整天胡思乱想，全身皮肤发疹子，肌肉酸痛，晚上失眠，心闷气短，不知道哪里不对劲？"

▶ "不是所有的乳腺癌都会复发，至于皮肤起疹和心闷气短等，也许你说得对，是身体的变态反应和过敏。有问题及时来就诊，还要记得定期复查，放松些。"我站在检查台边，拉着贾敏的手，她哭了。

贾敏在侧，她好些了。经过检查，并没有查到乳腺癌复发的迹象，她的那些敏感的反应原本就是"心过敏"。过敏的心需要温暖、陪伴和爱。

人体有一种生理功能是"免疫"，"免疫应答"是人的免疫系统十分重要的防卫功能。当外来物质进入人体后会面临两种命运，如果被机体识别为有用或无害物质，则这些物质将被人体吸收和利用或被自然排出；如被识别为有害物质，机体做出反应，将其驱除或消灭，这种免疫反应一般是发挥对机体的保护作用。

如果免疫不应答，就无法识别外来有害物质或生物的侵略，这是"免疫缺陷"；如果免疫过度应答，如免疫系统对无害物质进行攻击或对有害生物过度攻击，就称为"免疫变态"，或者通俗地讲，就是"过敏"或"超敏"。免疫变态反应是一种疾病，无端的攻击会损害人体正常的组织和器官，使机体患病，称为"自身免疫病"。使机体发生变态反应的外来物质或生物被称为"致敏原"。

临床上根据库姆斯教授和盖尔教授于1963年提出的分型原则，免疫变态反应分为Ⅰ型（速发型）、Ⅱ型（细胞毒型）、Ⅲ型（免疫复合物型）、Ⅳ型（迟发型）。过敏就是Ⅰ型变态反应的主要代表，临床上将其大致分为过敏反应和过敏性疾病。前者是机体对致敏原作出异常反应的全身综合征。后者则是过敏累及某特定器官及组织，导致了某种疾病的发生，称为"病理生理过敏"。易发生生理过敏的器官常见为皮肤、呼吸道、胃肠道、神经系统等。

肿瘤的发生是机体的自身细胞癌变所致，不是外来的，但它不是机体正常的细胞和组织，所以当肿瘤发生时，机体也会像对待外来有害物质一样去识别这种原本非正常的组织，发生一系列的免疫反应，称为"肿瘤免疫反应"，当肿瘤免疫功能发生异常时，细胞癌变将不能得到及时遏制，癌细胞逃离免疫监控，繁殖并转移，威胁生命。利用机体的这种免疫攻击能力去研究机体如何在免疫应答方面与肿瘤对抗、肿瘤的免疫诊断和免疫防治的学科，称为"肿瘤免疫学"。

医学上所谓的"机体变态"是机体的免疫功能病变，是一种"生理变态"，而非"心理变态"。一般心脏作为器官很少见过敏，有极个别的过敏体质者，在多见的皮肤过敏时，其机体的其他脏器也会产生变态反应，如果这时心脏冠状动脉随之收缩，血流量减少，心脏的毛细血管和小静脉不同程度地扩张，通透性增加，血浆中液体渗出，导致心脏的炎性水肿，患者便出现胸闷憋气，喘咳气短，心慌烦躁的"心脏过敏"表现。

识别肿瘤患者的变态反应十分重要。当患者在肿瘤治疗期间出现变态反应，尤其是有胸闷、心慌、烦躁等症状时，应该想到心脏过敏的可能，如果排除生理过敏，则考虑更多的是一种属于精神医学范畴的疾病，为"心理过敏"。这是我们用病理生理的过敏现象来描述一种病理心理的现象，指某一特殊生活事件引起了某种异常心理反应。以后当遇到类似的生活事件时，又出现与过去相同的异常心理反应，称"心理过敏反应"。过去的生活事件被称为"心理过敏的致敏原"。

当贾敏想到乳腺癌复发，由于她先前已经接触和体会过癌的伤害，感受到痛苦和打击，就像过敏的人接触到了过敏原一样。她初次患乳腺癌，曾经的创伤对她来说是特别的痛和恨，当时的应激反应和障碍，在很久以后才好起来，当癌的阴影又找上门时，她的心理是回避、厌恶和混乱的，无法理性地面对。这种现象还不是一种病，这是所谓的"心理过敏"，心理过敏会趋向更严重的心理精神疾病，如抑郁症、焦虑症、人格障碍、厌食症、情感障碍等，让患者痛不欲生，生不如死。

心理过敏需要"心理治疗",癌症患者在罹患癌症的同时,往往伴随心理疾病,医者不仅治疗患者的体疾,更要关注她们的心病,心病的治疗有很多形式,都包括了谈话,所以通常也被称为"谈话疗法"。面对面告诉患者们要放松心情,避免压力和不良刺激,多到户外活动,避免独处,和亲人朋友常聚,必要时可以寻找心理咨询和帮助。

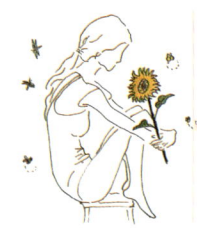

做一个女人

关注乳腺癌术后抑郁症

汪洁

  闺蜜群的虹玉查出罹患恶疾，最初的影像诊断为早期乳腺癌，她来找我治疗时，希望我替她隐瞒病情。我了解她的生活状态，她的人生和家庭并不一帆风顺，然而好强的她，是集母亲、妻子、女儿、姐姐的角色于一身，俨然是家里的顶梁柱。

▷ 虹玉说："我一直很努力地工作和打拼，前一阵子家里的矛盾和困难刚解决，为什么癌症又偏偏找上我？我真不想接受这个现实。"

▷ "别太担心，从目前的情况判定，你的病临床诊断属于Ⅰ期乳腺癌，手术只需要做肿瘤的局部扩大切除和前哨淋巴结活检。后续根据病理诊断结果，再确定综合治疗的方案。"我的解释和告知，不知虹玉能理解多少。

▷ "我的身体就托付给你了，由你决定，我不想让家人和工作单位知道。"我见识了她藐视癌情的女儿英气。

  虹玉住院了，我把她的病情还是告诉了闺蜜群中和她最亲密的秀枝，秀枝是热心肠，开心果，快人快语，她在虹玉手术后第一时间来到病榻前，代表群友送去慰问，并发挥幽默热情本色，而我告诉虹玉手术中的病理报告显示她的乳腺癌类型是"小叶原位癌伴浸润"，预后可能还不错，也许可以不做化学治疗。谈笑间，虹玉的心情放松不少，也让秀枝唏嘘不已，她表示自己也该去做个妇科检查。

  术后十天，心系虹玉病情的秀枝，在微信中询问我她的后续报告和治疗方案。而我手上正拿着她的正式病理报告，报告显示"左乳浸润性小叶癌伴多个淋巴结转移"。我告诉秀枝，虹玉的报告还是乐观的，但需要化学治疗，我暂时隐瞒了虹玉报告的严重性。我也收到了虹玉的微信，她写道：我已经能够面对病魔。但心里难免还是有些担心最终的病理分析结果，是不是我的病情很严重啊！我一直还在抱着侥幸心理，可以不用化学治疗就好，不管报告如何，不要瞒我，我会听取你的治疗安排。感恩感谢！

▷ 虹玉住院化疗那天，秀枝陪着她，在病房走道里见她气色不错，她手里拿着她的病理报告单。秀枝指着报告问："目前的病情是否不同于常见的乳腺癌，是最恶劣的那种类型吗？极易复发和转移，对吗？"虹玉接着说："我好害怕，我接受治疗，我还想继续尽己所能，做一个妻子，一个母亲，一个女儿，一个姐姐，一个女人，就是这样。"

▷ "你的化学治疗方案我已帮你定好了，你要积极配合治疗，会有好的预后。加油！"我笑着回复，秀枝陪着虹玉转身去病房，我仍想着虹玉的话，原来虹玉想做一个女人，她害怕失去做妻子、母亲、女儿及姐姐的幸福。

虹玉完成化学治疗，又接受了放射治疗，随后开始服用抗激素受体阳性的药物，术后的一次门诊配药时，虹玉不像先前那么开朗了，她告诉我手术部位有个硬块，担心癌复发。手诊后我告诉她可能是术后放射治疗的后遗症，不必担心，可以随访。三个月后再见到她时，她的情绪悲观，眼神黯淡，欲哭无泪，她说她怀疑癌复发，身体出了状况，厌食乏力，整夜不眠，无法正常上班。

显然，虹玉得了抑郁症。在给她做了一次全面检查，并没有发现她身体上有癌症复发的迹象，她如释重负，并听从我的建议去了心理咨询门诊，服用抗抑郁症药物，相信她会好起来的。

相关研究表明，17%的乳腺癌患者在手术后患上抑郁症。也就是说，患者因恐惧而触发的应激反应甚至精神失常，超出常人对癌症恐惧的想象，而这种恐惧更多的是害怕失去，想象会失去做一个幸福女人的一切。

要做一个幸福的女人，并不简单。首先必须学会做一个优秀的女人，她不仅在职场上是敬业勤奋，不断进取的精英，而且在家庭是敬长爱幼，贤良淑德的女子，所谓"上得厅堂，下得厨房"的女人；其次必须学会保护女性的身体，排除妇科疾病的威胁；

当今社会高节奏高压力下，已是"半边天"的女性，却被各种妇科恶性肿瘤所威胁。在各个年龄段，女性癌症的发生率持续攀升，它攻击女性，其中乳腺癌和卵巢癌成为幸福女人的杀手。除了癌症，抑郁症也变成女性高发的疾病，产后忧郁、职场焦虑、暴力恐惧等等，严重威胁女性的身心健康，折磨女性。

身边每天都会出现各种女性以及发生在女性们身上的各种疾病困扰，尤其是癌症和抑郁症，让我见到了她们的辛劳、悲伤和求生之欲，也理解了她们的坚韧、力量和追逐幸福的本能，这种本能使女性比男性更勇敢，正如虹玉所求做一个女人。

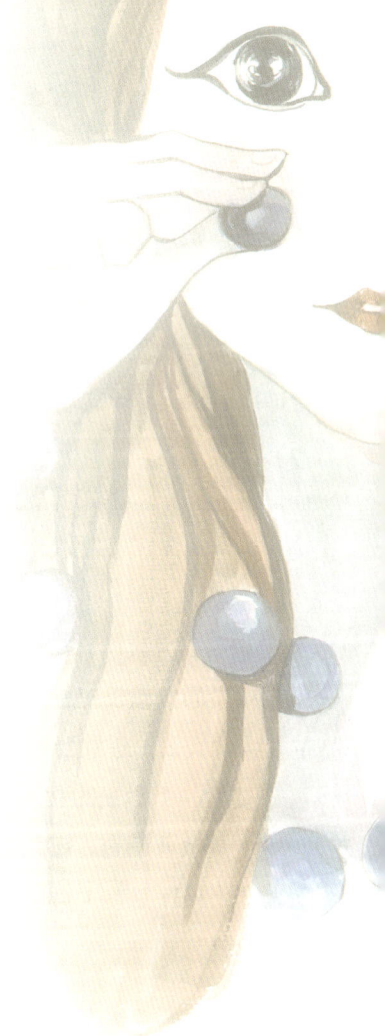

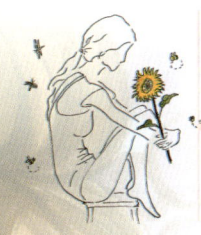

伤痕

汪洁

应对创伤应激障碍

周末开设特约专家门诊，就诊患者不多，在等待时，微信进来一条消息，是单位同事发来的一位患者诉求，希望给个诊治建议。

▷ 信中写道："患者，62岁，2021年10月22日左侧乳癌全切术，清扫了14个淋巴结。术后没有做放射治疗和化学治疗，只做内分泌治疗。术后2~3个月恢复做操时左上肢有沉重感，有轻度水肿；双臂及患侧胸部多次多处拉伤，患侧上臂持续水肿，比健侧上臂粗2厘米左右，小臂及手腕、手部（手部很轻微）的水肿，时肿时消；小臂以下在垂位、半垂位、活动时会肿，躺着或举臂肿会消。开始上臂外侧有针扎样疼痛，目前下臂、肩膀后也有同样的疼痛。腋下发紧，并且感觉似木棍在腋下及上臂插着；还有冈上肌腱损伤，左侧肩膀前后常有撕裂样疼痛；后背疼痛的下方肩胛骨靠腋下处有一个水肿的小水囊，左侧胸部下方也有明显的水肿；病情逐渐进展，真是防不胜防。另外，20年前诊断为肾功能不全、间质性肾炎、肾萎缩，肌酐稍偏高。目前肌酐在临界点徘徊。"

▷ 我的回复建议是："乳腺癌术后的上肢康复是个循序渐进的过程，需要康复医生和患者互相配合，可采取按摩、加压、理疗、适当运动、配合药物等，出现上肢水肿，患者或多或少都有一些焦虑心里反应，是创伤应激，会加重肢体不适。心理也需要干预。建议康复科诊治和心理科干预。"

下个周末特约专家门诊，我见到了患者。与她交谈并检查患者手术部位和同侧患肢，她说手术后一直被疼痛、水肿和无力困扰。发现她的手术侧胸部横着一条伤痕，而患肢只是轻度的肿胀和活动功能受限。开了乳腺及腋下超声检查单给她去做个检查。超声报告显示患者的手术区和同侧腋下未见明显的异常。虽然如此，从癌症发生到整个治疗经历，以及治疗所致的并发症，不仅对躯体造成创伤，更在她的心里刻下了伤痕。

癌症本身是应激源，乳腺癌患者手术前心里的恐惧和焦虑，手术后由于乳房的切除或部分切除致第二性征缺失和外形的改变，还有治疗过程中面临的放射治疗和化学治疗的各种不良反应，严重打击患者的身心，这是乳腺癌以及乳腺癌治疗所带给患者的改变和创伤，是无法回避的应激源。与乳腺癌相关的应激源时时困扰着患者，主要表现为反复闯入性的创伤体验（包括身体创伤和心理创伤）、持续的高警觉和回避反应，导致患者延迟出现的和长期持续的精神障碍，被诊断为"创伤后应激障碍（PTSD）"。乳腺癌患者总体表现出一定程度的创伤后应激障碍，各类症状处于轻度到中度，阳性检出率达 26.7%。这可能与近年来乳腺癌发病率提高、趋于年轻化有关。这样一位经历乳腺癌根治术的患者，所诉的反复性的伤痛体验病史。并持续的高度警觉，同时存在回避情绪，是典型的"创伤后应激障碍"。对于有 PTSD 症状的乳腺癌患者而言，PTSD 会导致躯体功能下降，术后效果更差，存活期更短，生存质量显著低下，情感障碍增多，心理适应不良。在身体康复同时要心理康复。

复旦大学附属华山医院普外科资深教授蔡端说："手术的痛苦并不是手术本身有多疼，而是在她身上留下的那条永远都抹不去的丑陋的瘢痕。"乳腺癌手术伤口往往是困扰患者一生的伤痕，使患者成为创伤后压力的俘虏，背负巨大的十字架，痛苦不堪。创伤研究领域的世界级顶尖专家马蒂·霍洛维茨教授把人类抚平心理创伤的过程划分为 5 个阶段，即痛哭-麻木和抗拒-入侵式回忆-理解创伤-抚平创伤。英国心理学家史蒂芬·约瑟夫教授经过数十年研究，提出"创伤经历可以成为积极转变的催化剂和发动机"。乳腺癌患者在与创伤性事件作斗争的同时，不只会产生消极的心理反应，创伤性事件也会给她们带来一些积极的改变，那些不愿被伤痛击垮的人，会有积极的心理反应，主要体现在自我觉知、人际体验和生命价值三个方面，称为"创伤后成长（PTG）"。

电影《普通女人》中提到尼采的名言"杀不死我的，必使我强大"。在创伤到来的时候，医护应主动积极帮助患者，正确面对创伤应激，无论是在生理还是在心理上，尽可能地做出最漂亮的应对，然后实现患者的自我成长，直至完全治愈。

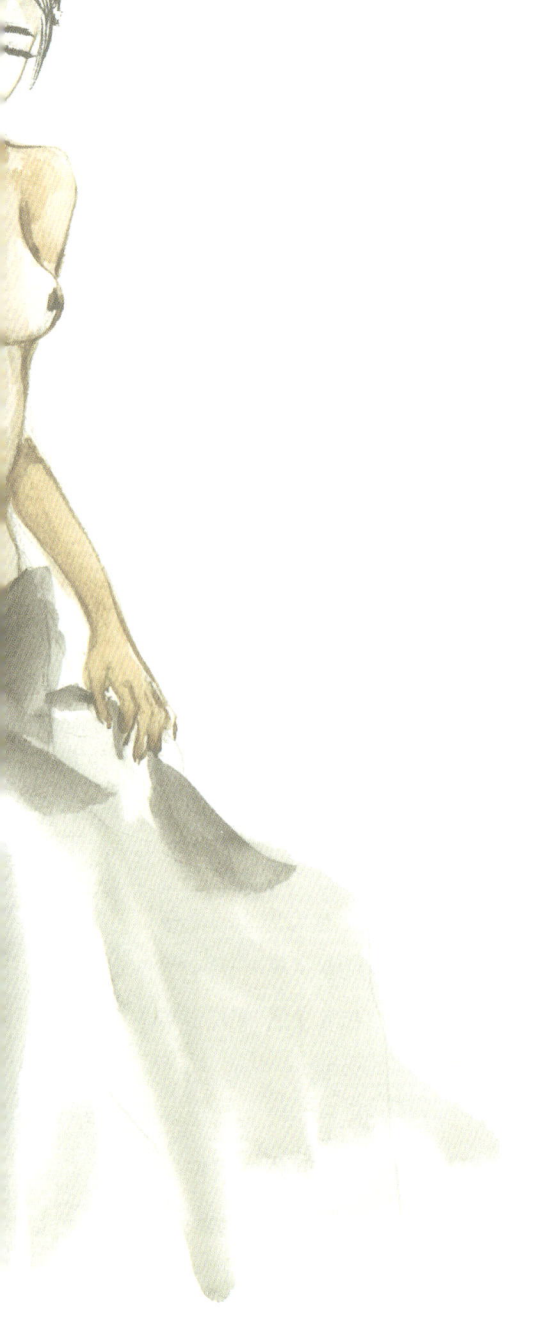

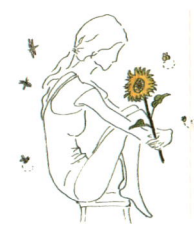

南风吹蕊

乳腺癌患者的营养支持

汪洁

金蕊是独生女,今年 36 岁,在一家知名国企做销售工作。她在 26 岁那年结婚,婚后第二年生了个儿子,家庭幸福美满。一年前,金蕊患了早期乳腺癌,她经历了手术、化学治疗和放射治疗等治疗。完成初期的治疗后,金蕊很久没来随访了。

一年后,快要过春节了,金蕊来到我的诊室,原来微胖的她,完全变了一个人,清瘦得两眼凹陷,眼神迷离,脸色无光,皮肤干燥蜕皮,头发稀疏,感觉弱不禁风的样子。

▶ "你怎么好久不来复查?现在为什么这么瘦?你吃得如何?"我问。

▷ "治疗结束后,一直有负担,身体也特别不正常。会不由自主地紧张,胃疼头痛,止不住要哭,吃不下饭,讨厌进食也讨厌自己。"金蕊说着就哭了。

▶ "为什么讨厌自己?你现在的治疗效果很好的,应该对自己有信心,不要有压力。"我递给她纸巾。

▷ "我知道都是因为担心癌症复发的原因,有压力,压力大时毫无进食的欲望。"

▶ "看你瘦得人都脱形了,一定要好好吃饭,不要忌口,想办法恢复体重,保持平和的心态,接受患癌的现实,并努力去克服心理压力。营养不良的危害不亚于癌症。"我鼓励她。

三个月后再见到金蕊,情况有好转,她说想想最瘦的时候还是挺可怕的,每天在灰暗中度过,没有快乐。现在心态较之前好很多,也尽力恢复,吃得多了,也保持一些运动,但是月经还未正常,体重也没到以前的水平。我说希望她早点痊愈。

金蕊没想到得了癌症，最不想瘦的她变得消瘦憔悴，这种似厌食症的表现，如不及时干预，营养得不到及时补充，短期内机体免疫功能会急速下降，间接导致病情复发甚至恶化。研究发现，癌症患者中33%~75%有厌食的情况，5%~25%的恶性肿瘤患者直接死于营养不良和耗竭。因为接受外科手术、化学治疗或放射治疗，或者靶向治疗，患者的身体需消耗大量热量迎战癌细胞，修复重建受损组织，营养需求比生病前更多。可是患者这时常食不下咽，体重直落，走上营养失调的路，虚弱无力，免疫力下降，容易抑郁，甚至厌食。

人能够进行正常的社会活动，身体一切机能正常发育，各个功能健全完善，靠的是最基本的营养摄入，以补充生命所需的能量。如果没有办法进食，就无法维持机体活动的需要，长此以往，组织器官病变，出现营养不良，身体虚弱无力，体重远远低于该有的标准体重，以致营养障碍。尤其是当神经系统异常，进食反应异常，还会出现烦躁、郁闷，抱着消极的心态，精神状况下降，出现精神抑郁，甚至厌食，厌食又加剧身体的免疫系统损害，病毒细菌能够轻易伤害身体。无论在心理上还是生理上，都对生命构成威胁。

西方哲学家和医学之父希波克拉底说："让你的食物成为你的药，而你的药就是你的食物。"这句话对癌症患者尤其重要，通过摄入食物获取其中的营养成分而达到治疗疾病的目的。美国癌症协会（ACS）指出，癌症患者在治疗期间若吃好、营养足够，有六大好处：那就是心情比较愉快；保持体力和活力；维持体重，帮助身体储存养分；比较能承受癌症治疗带来的副作用；减少感染风险；加速伤口愈合，促进复合。需要注意的是营养摄入要适当，既不偏食，也不暴饮暴食，碳水化合物、蛋白质和脂肪三大营养物质一个都不能少。可以找一个饮食治疗师安排每天所需的能接受的饮食，并且同时补充所需的微量元素。如果有心理性障碍的问题，还需要接受心理方面的治疗，从根源上寻找心身疾病的原因。

两年后的春节前，见到金蕊面色红润，脸上带着幸福的微笑，元气满满，和之前简直判若两人，她送给我一幅她自己画的挂历，画的是"双峰阁上南风吹蕊"。传达着生命的美妙，这美妙就在于——努力地活着，自有新生。

参考文献

[1] 邵志敏，沈镇宙，徐兵河．乳腺肿瘤学 [M]．上海：复旦大学出版社，2013．

[2] 苏珊·乐芙，凯伦·林塞．乳房圣经 [M]．章乐虹，译．长沙：湖南科学技术出版社，2014．

[3] 玛莉莲·亚隆．乳房的历史 [M]．何颖怡，译．北京：华龄出版社，2003．

[4] 密玛·史芭朵拉．胸部：我们身体最公开的秘密部位 [M]．林瑞霖，刘娟君，译．长春：北方妇女儿童出版社，2008．

[5] 西西．哀悼乳房 [M]．桂林：广西师范大学出版社，2010．

[6] 汪洁．生命之乳：乳腺癌诊治康护要略 [M]．上海：上海科学技术出版社，2020．

[7] 徐兵河．乳腺癌 [M]．北京：北京大学医学出版社，2005．

[8] 邵志敏，余科达．精准医学时代的乳腺肿瘤学 [M]．上海：复旦大学出版社，2016．

[9] 邵志敏，沈镇宙．乳腺原位癌 [M]．上海：复旦大学出版社，2017．

[10] 沈坤炜，方琼．专家细说乳腺疾病 [M]．上海：上海科学技术文献出版社，2011．

[11] 沈坤炜，李宏为．乳腺癌临床诊治实用手册 [M]．上海：上海科学技术文献出版社，2013．

[12] 福田护．乳腺癌正确治疗与生活调养 [M]．肖燕，译．南宁：广西科学技术出版社，2012．

[13] 瑞秋·卡尔顿·艾布拉姆斯．与身体对话：终结疲惫的自疗启示录 [M]．刘倩，译．北京：北京联合出版公司，2018．

[14] 邵志敏，沈镇宙．乳腺癌：基础与临床的转化 [M]．上海：上海交通大学出版社，2016．

[15] 弗洛伦斯·威廉姆斯．乳房：一段自然与非自然的历史 [M]．庄安祺，译．上海：华东师范大学出版社，2017．

[16] 汪洁．女性，挺起你的胸：乳腺外科医生手记 [M]．哈尔滨：黑龙江科学技术出版社，2017．

[17] 李颖哲．巴赫医师的人生教科书 [M]．台北：台湾巴赫实业有限公司，2007．

[18] 威廉·拜纳姆，海伦·拜纳姆．传奇医学：改变人类命运的医学成就 [M]．周文洁，译．北京：人民邮电出版社，2015．

后 记

乳房，这个女性特有的具象征意义的身体器官，承载了太多生命的故事。写作《愈乳密码：乳房的真相与故事》的过程，犹如赴一场乳房之旅，也是对生命的探索、对人体的研究和对生死感悟的旅程。这些年，从最初每一篇的编写到最终结集成书，我常常想起那些诊治过的乳腺癌患者和与我分享乳房故事的女性们，无论邻近还是远离，她们的美丽、坚韧、勇敢和温柔，充满了与生俱来的力量，是我潜心写作并持续前行的动力。

在行医、科普、研究与写作的过程中，我领悟到，乳腺疾病和乳腺癌已经与女性们的日常生活息息相关，它们不应该仅仅是医学专业需要深入研究的话题，还应该是每个家庭或每个社区公开讨论的女性健康话题，如女性的生理结构、疾病筛查与预防、疾病的诊治要略，以及那些患病女性的真实故事与经历。

女性们无论面临怎样的挑战，遇到什么样的困难，或是对自己的身体感到困惑，相信本书中关于乳腺疾病和乳腺癌的相关知识，能让她们更多理解自己身体，了解胸部健康的重要性，赋予她们正能量，传递爱和希望，带给她们温暖的拥抱、安慰和鼓励，使她们在疾病来袭时，不再感到孤独和无助，从容应对，跨越最艰难的时刻。

最后，感谢一起工作的每一位编委和同事，感谢每一位为本书提供帮助的人，感谢与我分享心路历程的勇敢女性，感谢所有在背后默默支持乳腺疾病研究和治疗的人们，也感谢阅读本书的读者们。愿每一位读者都能从书中汲取力量，珍爱自己，珍爱生命。

汪洁
2024.12